Carl-Auer

Wiltrud Brächter

Einführung in die systemische Sandspieltherapie

2022

Reihengestaltung: Uwe Göbel
Umschlag: Heiner Eiermann
Redaktion: Uli Wetz
Satz: Verlagsservice Hegele, Heiligkreuzsteinach
Printed in Germany
Druck und Bindung: CPI books GmbH, Leck

MIX
Papier aus verantwortungsvollen Quellen
FSC www.fsc.org FSC® C083411

CPI klimaneutral
Mehr Bäume. Weniger CO_2

Erste Auflage, 2022
ISBN 978-3-8497-0405-6 (Printausgabe)
ISBN 978-3-8497-8374-7 (ePUB)

Bibliografische Information der Deutschen Nationalbibliothek:
Die Deutsche Nationalbibliothek verzeichnet diese Publikation in der Deutschen Nationalbibliografie; detaillierte bibliografische Daten sind im Internet über http://dnb.d-nb.de abrufbar.

Informationen zu unserem gesamten Programm, unseren Autoren und zum Verlag finden Sie unter: **https://www.carl-auer.de/**.
Dort können Sie auch unseren Newsletter abonnieren.

Carl-Auer Verlag GmbH
Vangerowstraße 14 • 69115 Heidelberg
Tel. +49 6221 6438-0 • Fax +49 6221 6438-22
info@carl-auer.de

Inhalt

Einleitung

In vielen Beratungsstellen, therapeutischen Praxen und sozialen Berufsfeldern wächst in den letzten Jahren der Wunsch, systemisch mit Sandspiel zu arbeiten. In diesem Buch möchte ich zeigen, wie dies gelingen kann, ohne dass die besonderen Qualitäten der Sandspieltherapie aufgegeben werden.

Als ich Sandspieltherapie in den 90er-Jahren kennenlernte, hat mich sofort fasziniert, wie sich sprachlich kaum Ausdrückbares im Sand darstellen lässt. Viele der zu Therapiebeginn gebauten Sandbilder erschienen mir jedoch wie in einem Problemzustand erstarrt. In meiner therapeutischen Arbeit suchte ich nach Wegen, solche Bilder in Bewegung zu bringen. Dies deckte sich mit dem Wunsch vieler Kinder, ihre Sandbilder »weiterzuspielen«. Aus der Praxis heraus entstand so die »narrative systemische Sandspieltherapie« (Brächter 2010), bei der ich das Setting auch für Eltern und Familien öffnete. Durch die Suchbewegung in Richtung gewünschten Erlebens besteht eine große Nähe zu hypnosystemischer Therapie.

In dieser Einführung beschreibe ich diesen bisher einzigen systemischen Sandspielansatz, der sich auf die Arbeit mit Sandbildern bezieht, weiterhin Konzepte zur Paar- und Gruppentherapie aus der »klassischen« Sandspieltherapie und Elemente der Kinderorientierten Familientherapie. Anregungen aus Hypnotherapie, Psychodrama, Trauma- und Ego-State-Therapie fließen ein.

Dabei möchte ich die Praxis in den Vordergrund stellen und Anregungen vermitteln, wie im Sandspiel neue Perspektiven erschlossen und Ressourcen gestärkt werden können. Das narrative, eng am Spielverlauf orientierte Vorgehen zeige ich anhand von Fallbeispielen; ergänzt wird es durch Skulpturtechniken, die sich unmittelbar in die eigene Praxis übernehmen lassen.

Sandspieltherapie lebt vom Eintauchen in die besondere, tranceartige Atmosphäre des Gestaltungsprozesses, sie folgt keinem Manual. Um eine Orientierung zu erleichtern, habe ich das Vorgehen angesichts der Vielfalt möglicher Anwendungsformen dennoch stichpunktartig zusammengestellt. Im therapeutischen Kontakt kommt es dann darauf an, sich prozessorientiert gemeinsam in der Welt der Bilder zu bewegen und ein Gespür für das richtige Maß an Zeitlassen und behutsamen Perspektiverweiterungen zu gewinnen.

Mit den Sandbildern und Geschichten in diesem Buch möchte ich darstellen, wie wertvoll Sandspieltherapie gerade für Kinder in schwierigen Lebenssituationen sein kann. Ich danke allen Kindern, Jugendlichen und Familien, an deren Gestaltungen ich teilhaben durfte; ohne diese Erfahrungen und ihre kreativen Ideen hätte ich meinen Ansatz nicht so entwickeln können.

Es freut mich, wenn das Buch dazu beiträgt, Interesse an systemischem Sandspiel zu wecken und neue Impulse für die eigene Sandspielpraxis zu gewinnen.

1 Ursprünge der Sandspieltherapie

Margaret Lowenfeld begründete in den 1920er-Jahren die Sandspieltherapie, um Kindern ein Ausdrucksmedium für vorsprachliches Erleben zur Verfügung zu stellen, das von ihnen sonst nicht kommunizierbar sei (Lowenfeld 1935, 1939, 1969). In Sandkästen, mit Wasser und Miniaturfiguren ließ sie Kinder Szenen aus ihrem Alltag errichten, die anschließend im Gespräch reflektiert wurden. Als sich herausstellte, dass »etwas Neues und sehr aufregend Kreatives entstand, sobald die Therapeuten nichts Realistisches mehr erwarteten, keine Vorschläge mehr machten und nicht mehr in das Spiel der Kinder eingriffen« (Andersen 1979, p. 280, zit. nach Mitchell u. Friedman 1997, S. 36), gab Lowenfeld keine Themen mehr vor und ließ die Kinder im Sand frei gestalten. In Abgrenzung zu den stark deutenden analytischen Spieltherapiekonzepten ihrer Zeit war es ihr wichtig, die dabei entstehenden »Welten« der Kinder nicht durch ein therapeutisches Raster zu filtern. Kind und Therapeutin[1] verstand sie vielmehr als »miteinander Forschende«, die gemeinsam versuchen, das Dargestellte zu erfassen (Mitchell u. Friedman 1997, S. 34).

Der dialogische, im Verzicht auf Deutungen systemischen Konzepten weit vorausgreifende Ansatz Lowenfelds wurde anschließend nur wenig rezipiert. Bekannter wurde Sandspieltherapie durch Dora Kalff, die das Sandspiel in den 1950er-Jahren mit Theorien Jungs und Elementen des Zen-Buddhismus verband (Kalff 1966, 1979). Kalff betonte die heilsame Rückwirkung, die von den Sandbildern ausgehe. Die Aufgabe der Therapeutin sah sie darin, einen freien und geschützten Raum für die Selbstregulation der Psyche bereitzustellen, die

1 Da Sandspieltherapie von Frauen entwickelt wurde und ich mich in der Darstellung auf meine Erfahrungen beziehe, verwende ich hier die weiblichen, sonst zur besseren Lesbarkeit oft die männlichen Endungen. Gemeint sind jeweils alle Geschlechter.

Atmosphäre der Sandbilder in sich aufzunehmen und sich in die Symbole einzufühlen, die von ihr gemäß der Archetypenlehre Jungs gedeutet wurden.

Vor allem angeregt durch Linde von Keyserlingk, langjährige Vorsitzende der Deutschen Gesellschaft für Sandspieltherapie, entstanden in der Tradition Kalffs später auch Konzepte für das Sandspiel mit Familien, Paaren und Gruppen. Als Lehrtherapeutin für Familien- und Systemtherapie interessierte sie dabei auch ein systemischer Zugang zu Sandbildern:

> »Zurzeit gibt es Überlegungen, dass es doch eine ganz eigene Sprache der Sandspieltherapie geben sollte, die nicht deutet, nicht diskutiert, sondern durch sparsames, amplifizierendes, vielleicht auch zirkuläres Fragen Suchverhalten anregt und neue Denk-Wege [so im Orig.] bahnt« (von Keyserlingk 2011, S. 100).

2 Sandbilder in Bewegung bringen

2.1 *Narrative Sandspieltherapie im Einzelsetting*

In der klassischen Anwendung der Sandspieltherapie bleiben Sandbilder nach dem Aufbau stehen; gegebenenfalls werden sie noch mit der Therapeutin reflektiert. Narrative Sandspieltherapie unterscheidet sich vor allem darin, dass die Sandbilder im therapeutischen Prozess auch verändert werden können. Sandbilder, zu Beginn einer Therapie gebaut, sind geprägt vom Problemerleben der Kinder und Jugendlichen; viele von ihnen wirken wie eingefroren in einer »Problemtrance« (Schmidt 2004). In Anlehnung an narrative Konzepte (White 1989) rege ich an, solche Bilder »weiterzuspielen« und in eine Geschichte überzuführen. Hypnosystemisch betrachtet, entsteht eine Bewegung von einem Problemzustand zu gewünschtem Erleben.

MARIE, 7 JAHRE alt und wegen zahlreicher Ängste in Therapie[2], nähert sich dem Sandkasten sehr vorsichtig. Behutsam stellt sie Prinzessinnen an einen Strand, die sich flüsternd unterhalten; später kommen auch Einhörner dazu. Ein kleines Einhorn entfernt sich von den anderen, um mit einem Pinguin zu spielen. Dabei wird es von einem Sturm weggeweht, steht allein am Meer und hat große Angst. Glücklicherweise wird es von einer Frau gefunden und wieder zu den anderen zurückgebracht. Auch ein Reh verläuft sich im Sturm und geht fast verloren.

Während sich das kleine Einhorn und das Reh noch im Sand ausruhen, fliegt ein Schwan zu den Prinzessinnen, der sich beim Landen einen Flügel bricht. Eine Frau und die Feuerwehr kommen, um dem Schwan zu helfen. Sie umstellen ihn mit einem Kreis von Sperren, damit ihm niemand etwas tun und sein Flügel in Ruhe heilen kann; Kinder helfen mit. Marie erklärt

2 Die Fallbeispiele wurden anonymisiert; Namen und Details wurden verändert, um ein Wiedererkennen von Personen auszuschließen.

das Sandbild für fertig, sodass ich es auf einem Foto festhalte (Abb. 1).

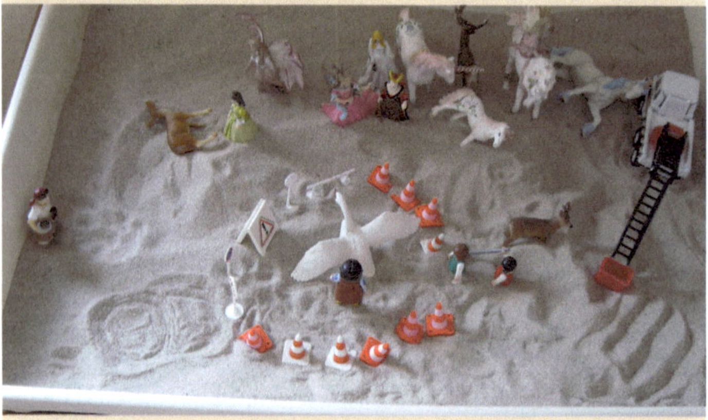

Abb. 1: Der verletzte Schwan

Die Szene spiegelt Maries Lebenssituation, die nach der Fehlgeburt eines erwarteten Geschwisterchens von Sorgen der Eltern um die Tochter bestimmt ist. Auch von ihr aus ist es zu einer ängstlichen Anbindung an die Eltern gekommen.

Längere Zeit sitzen wir vor dem Sandbild und betrachten es; auch die Prinzessinnen schauen auf den Schwan und scheinen abzuwarten. Schließlich teilt mir Marie mit, dass die Geschichte weitergeht: Kinder bemerken als Erste, dass der Flügel wieder geheilt ist, und sammeln die Sperren ein. Der Schwan freut sich, dass er wieder frei ist und fliegen kann (Abb. 2).

Ein späteres Sandbild Maries thematisiert eine Geburtssituation, die gut endet. Wieder sind Prinzessinnen zusammen am Strand; dort entdecken sie eine Schildkröte, die ein Baby bekommt. Die Mutterschildkröte testet den Panzer der kleinen Schildkröte: Er ist stabil und hält. Einhörner kommen und helfen bei der Geburt, ein Geschenk wird im Sand versteckt.

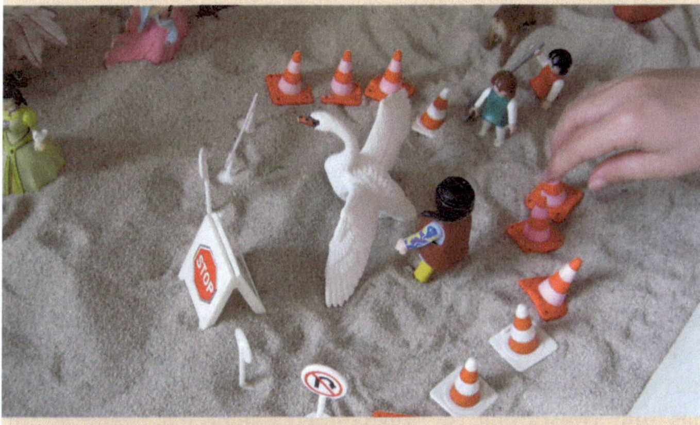

Abb. 2: Die Sperren werden entfernt

Begleitung des Sandspiels und Entwicklung von Sandbildgeschichten

Einstimmung auf das Sandspiel

In Sandbildern tauchen häufig Themen auf, die dem Alltagsbewusstsein nicht zugänglich sind. Damit Kontakt zu tieferen Ebenen des Erlebens entstehen kann, ist es bei Kindern[3] oft wichtig, zunächst das Spielgeschehen zu entschleunigen. Ich teile dem Kind mit, dass man im Sand etwas »bauen« kann, und stelle in Aussicht, ein Foto zu machen, wenn es damit fertig ist. Damit grenze ich das Sandspiel vom beiläufigen Spiel ab, bei dem ein Kind beispielsweise ein Auto durch den Sand fahren lässt und sich danach wieder etwas anderem zuwendet. Ich lasse die unterschiedlichen Qualitäten von nassem und trockenem Sand erkunden, die in zwei Kästen zur Verfügung stehen, und rege an, mit den Händen Kontakt zum Sand aufzunehmen und ihn zu formen, bevor Figuren hineingestellt werden.

3 Das im Weiteren Dargestellte gilt auch für Sandspieltherapie mit Jugendlichen und Erwachsenen.

Begleitung des Bauens

Um Tranceprozessen beim Gestalten im Sand Raum zu geben, begleite ich das Entstehen der Sandbilder in der Regel schweigend an der Seite des Sandkastens. Können Kinder Stille schlecht aushalten und sprechen selbst unentwegt, spiegele ich den Gestaltungsprozess und erzeuge eine Art Klangteppich, der ihnen Sicherheit gibt (»Dort ist ein Haus, da fließt ein Fluss …«). Beginnen sie zu spielen, erinnere ich an das Foto und frage, ob sie schon fertig sind. Dies verhilft auch sehr flüchtigen Kindern oft zu einem vertieften Bauen. Findet ein Kind bei der Gestaltung kein Ende, orientiere ich es von der Fülle des Materials im Sandspielregal zurück auf sein Sandbild und frage, welche zwei oder drei Dinge noch fehlen, damit das Bild vollständig ist. Ausnahmen mache ich, wenn es für ein Kind nach früher erlebter Vernachlässigung wichtig ist, die eigenen Figuren umfassend zu versorgen.

Betrachtung und Reflexion des Sandbilds

Ist das Sandbild fertiggestellt, wird es auf einem Foto festgehalten. Ich setzte mich neben das Kind und schlage vor, das Gebaute erst einmal gemeinsam anzuschauen. Dabei achte ich auf nonverbale Reaktionen des Kindes und auch auf Impulse, die bei mir durch das Sandbild entstehen. Anschließend lasse ich mir beschreiben, was im Sand geschieht. Während das Kind erzählt, versuche ich, mich im Sandbild zu orientieren und einen möglichen Bezug zu seiner Lebenssituation zu erfassen. Aus konstruktivistischer Perspektive deute ich die verwendeten Symbole nicht; im Gespräch interessiert mich ihre subjektive Bedeutung für das Kind.

Sandbilder können können »objekt-« und »subjektstufig« betrachtet werden: Sie können Themen aus dem sozialen Umfeld eines Kindes abbilden oder sich auf innere Anteile seines Erlebens beziehen (von Gontard 2007, S. 138 f.; Brächter 2010, S. 57 ff.). Wichtig ist mir, mit meinen Fragen keine Position *gegen* einzelne Bildelemente zu beziehen, da sie möglicherweise Teile seines »inneren Teams« repräsentieren.

So kann ein hungriger Hai, der sich Menschen in einem Boot nähert, eine von außen erlebte Bedrohung widerspiegeln; er kann aber auch als Wunsch eines bisher eher ängstlichen Jungen verstanden werden, eigenen Bedürfnissen endlich Raum zu geben und für sie einzutreten. Hinweise zu einer Einordnung geben die Erzählungen und Körpersignale des Kindes. Erzählt es angeregt-freudig und interessiert, oder gibt es Anzeichen für traumatisches Erleben?[4] Ich reflektiere, welche Ich-Zustände des Kindes möglicherweise im Sandbild sichtbar werden und wie sie in einen Ausgleich gebracht werden könnten (Brächter 2014a und c).

In meine Hypothesenbildung beziehe ich auch die räumliche Gestaltung des Sandbilds ein. Dabei orientiere ich mich an raumsymbolischen Deutungsmustern aus der Sandspieltheorie, die unter anderem von einer Entwicklungsrichtung aus der Vergangenheit (links) in die Zukunft (rechts) ausgehen. Diese Zukunftsrichtung kann im Sandbild blockiert sein, etwa durch Mauern oder ein Gebirge. Figuren können auch im Spannungsfeld von Polen stehen, die in entgegengesetzten Ecken des Sandbilds angeordnet sind. Für die Weiterarbeit mit dem Sandbild stellt sich dann oft die Frage, wie die Hindernisse überwunden werden können und welcher Weg aus dem Konfliktfeld hinausführt (Brächter 2010, S. 57 ff.).

Im Anhang findet sich eine Übersicht zur Orientierung in Sandbildern. Ich empfehle, sie heranzuziehen und Sandbilder im Anschluss an Therapiestunden entsprechend auszuwerten, um mit der Zeit einen schnelleren Zugang zu ihnen gewinnen zu können.

Zeigt sich im Sandbild eine Problemsituation, versuche ich die vom Kind gewünschte Lösungsrichtung zu erfassen und Suchprozesse anzuregen. Außer für die Handlungsebene interessiere ich mich dabei für Gefühle und Bedürfnisse der Figuren: »Was würdest du den Figuren wünschen? Wer könnte zur Hilfe kommen?«

4 Zum Vorgehen bei Traumatisierungen vgl. 4.1.

Hypnotherapeutisch betrachtet, versetzt das intensive Eintauchen ins Sandspiel Kinder in einen Trancezustand, in dem sie für hypothetische, zukunftsorientierte Fragen besonders offen sind.

Statt selbst Lösungswege vorzugeben, mache ich auf Ressourcen im Sandbild aufmerksam, die das Kind vielleicht noch nicht bemerkt hat. Perspektiven lassen sich erweitern, indem (Rand-)Figuren aus dem Sandbild einbezogen und nach ihren Ideen befragt werden. Hierbei hole ich gerne Vorschläge der Kinder ein: »Was, glaubst du, könnte der Fuchs denken, der vom Wald aus zuschaut?« Hypnotherapeutisch orientierte Umformulierungen (»noch nicht« statt »nie«, Prior 2009) tragen dazu bei, starre Wahrnehmungsmuster aufzulösen und eine Suche nach »Öffnungen« in der Problemsicht vorzubereiten.

Vom Bild in eine Geschichte finden

Für Lowenfeld liegt eine »außerordentliche Kraft« der Sandspieltherapie darin, dass man nach dem Bau eines Sandbilds noch stark mit der gerade geschaffenen Szene verbunden ist, die man gleichzeitig von außen betrachten kann. Diesen besonderen Moment nutze ich zur Anregung einer Sandbildgeschichte: »Wenn das ein Moment aus einer Geschichte wäre, wie würde sie weitergehen?«

In den meisten Fällen greifen Kinder die Idee gerne auf, ihr Sandbild in Bewegung zu versetzen. Verstehen sie es als veränderbar, löst sich oft augenblicklich die Problemtrance auf, mit der zuvor auf das Bild geblickt wurde; es entstehen neue Ideen und Handlungsimpulse. Anschließend wird die Geschichte vom Kind selbsttätig weitergespielt und wirkungsvoll geankert. Durch Kommentare zum Spielgeschehen kann die Inszenierung noch verdichtet werden; selbstwertstärkende Botschaften können an Figuren gerichtet werden, mit denen sich das Kind identifiziert.

Bei der Begleitung der Sandbildgeschichten beziehe ich mich auf narrative Konzepte: Narrative Therapie versucht, Problemerzählungen zu dekonstruieren, die Menschen über sich erzählen (White 2010; White u. Epston 1993). Reframings führen neue Perspektiven ein, generalisierende Problemzuschreibungen werden durch eine Re-Kontextualisierung aufgelöst. Alternative Erfahrungen und Momente, die in den bisher dominierenden Erzählungen ausgeblendet wurden, werden hervorgehoben und erhalten besondere Aufmerksamkeit.

Im Sandspiel bauen Kinder ihre »Problemerzählungen« in den Sand. Werden Sandbilder in Bewegung gebracht, öffnen sich ihre Geschichten. Bei der Umsetzung von Lösungsideen entstehen Erfahrungen von Erstmaligkeit, »unique events«, die oft in eindrucksvollen Szenen haften bleiben. Parallel zum Probehandeln im Sand gelingt es vielen Kindern, Blockaden aufzulösen und in ihrer Entwicklung wieder voranzukommen.

Abschluss und Veröffentlichung der Sandbilder

Ist im Sand ein gutes Ende entstanden, bietet es sich an, in die Szene hineinzusprechen und das Geschehen für das Kind noch einmal zusammenzufassen. In einer kleinen Trance kann bekräftigt werden, wie gut die Geschichte ausgegangen ist. Dies kann aus der Sicht einer beteiligten Figur geschehen oder auch aus der Außenperspektive eines Vogels, der vielleicht von einem Baum aus zuschaut.

»... und das kleine Einhorn im Sand schaut zu dem Schwan ... und es freut sich, dass endlich jemand merkt, dass sein Flügel wieder heil ist ... wie wohl er sich fühlt und kräftig ... lebendig und stark ...

Es schaut zu, wie der Schwan sich bewegt und seine Flügel aufspannt ... und auf einmal losschwebt, schwerelos ... sich tragen lässt ... spürt, wie die Sonne seine Flügel wärmt ... und es genießt umherzufliegen ... ganz leicht und frei ... und auch das Einhorn spürt die Wärme der Sonne und streckt sich und steht auf ...«

Ist die Handlung beendet, wird das Abschlussbild fotografiert und die Geschichte für das Kind festgehalten. Viele Kinder formulieren ihre Geschichten gern selbst und geben ihnen einen Titel. Häufig gewählte Einleitungen wie »Es war einmal« tragen dazu bei, belastende Erlebnisse in der Vergangenheit zu verorten und von der Gegenwart abzugrenzen.

Im klassischen Setting der Sandspieltherapie werden Sandbilder den Eltern nicht gezeigt, sondern verbleiben im Raum der Einzeltherapie. Orientiert an einem systemischen Therapieverständnis,[5] lasse ich Kinder dagegen selbst entscheiden, ob sie ihr Sandbild zeigen möchten oder nicht. Eltern definiere ich dabei als Besucher in der Therapiestunde des Kindes (»Ihr Sohn lädt Sie ein, einmal zu schauen …«) und stelle dem Kind frei, ob es »nur schauen« oder auch etwas zu seinem Bild erzählen möchte. Die Eltern bereite ich schon bei Therapiebeginn darauf vor, Sandbilder nicht zu »zerreden« oder vor dem Kind Bezüge zur Realebene herzustellen.

Die Öffnung des Settings kann viel dazu beitragen, Eltern einen emotionalen Zugang zum Erleben des Kindes zu ermöglichen. Oft entsteht eine vertiefte Kommunikation in der Familie.

Marie möchte ihre Sandbilder am Ende der Stunden ihrer Mutter zeigen. Die Eltern sind überrascht, dass die Fehlgeburt für sie noch so wichtig zu sein scheint. Gespräche hierüber werden angeregt. Gleichzeitig teilt Marie auf Symbolebene mit, dass die Zeit der Sorgen um sie vorbei ist: Die Sperren, die um den Schwan aufgestellt sind, können wieder entfernt werden. Die Kinder gehen dabei voran.

Übersicht: Bilder in Bewegung bringen

- Das Sandspiel erklären: »bauen« statt »spielen«.
- Kontakt zum Sand ermöglichen, Tranceprozessen Raum geben.
- Das fertige Sandbild auf einem Foto festhalten.
- Es gemeinsam betrachten und beschreiben lassen.
- Wünsche und Bedürfnisse erkunden; Suchprozesse in Richtung einer gewünschten Lösung anregen.

5 Vgl. zur »Transparenz« als Leitlinie systemischer Kindertherapie Schmitt und Weckenmann (2009).

- Das Sandbild als Momentaufnahme kennzeichnen: »Wie könnte die Geschichte weitergehen?«
- »Über Bande spielen«: Wertschätzende Kommentare zu Spielfiguren richten sich indirekt an das Kind.
- Abschlussfoto; Geschichte notieren.

Sandbilder als Brücke in die Familientherapie

Sandbilder ermöglichen es Kindern, Anliegen in die Therapie einzubringen, die oft sprachlich von ihnen nicht benannt werden könnten. Dies beteiligt sie an der Auftragsklärung, die von Elternseite her meist auf eine Beseitigung von Symptomen ausgerichtet ist (Rotthaus 2003). Solche Aufträge können nach systemischem Verständnis nicht unhinterfragt angenommen werden: Symptome werden systemisch auch als Weg verstanden, über den ein Kind Bindungsbedürfnisse zum Ausdruck bringen und auf Veränderungsbedarf in der Familie hinweisen kann (Retzlaff 2013; Grossmann 2018; Wagner u. Binnenstein 2018). Ein Vorgehen mit einer Haltung von Allparteilichkeit und flexiblem Setting kann dazu beitragen, solche Anliegen aufzugreifen und Entwicklungsprozesse in Familien anzustoßen.

Jakob, 9 Jahre alt, stellt in einem Sandbild dar, wie sich Vogeleltern um ihren Nachwuchs kümmern: Während ein Vogel brütet, holt der andere Futter herbei. Besorgt schildert Jakob, dass die Küken sterben müssten, wenn einer der Vogeleltern ausfiele. Dies führt zu seiner Angst um den Vater, der (scheinbar heimlich) trinkt, und dem Dilemma, dass sich die Eltern trennen könnten, wenn seine Mutter von seinen Sorgen wüsste (Brächter 2010, S. 184 ff.)

Natascha, die mit 8 Jahren außerhalb der Familie nicht spricht, lässt in ihren Sandbildern eine Schildkröte Zeugin bedrohlicher Szenen werden. Da die Schildkröte stumm ist, kann sie die anderen nicht warnen.

In einer Therapiestunde konfrontiert Natascha ihren Vater mit einem Sandbild, das er mit massiven und teils gewalttätig ausgetragenen Ehekonflikten in Verbindung bringt. Nachdem das Schweigen durch das Sandbild gebrochen wurde, können die Eltern in einem längst überfälligen Trennungsprozess begleitet werden (Brächter 2010, S. 85).

Sorgen, mit denen Kindern beschäftigt sind, lassen sich an ihrem nach außen gezeigten Verhalten nicht ablesen. Ihnen hierfür eine Mitteilungsmöglichkeit zur Verfügung zu stellen, unterscheidet systemische Sandspieltherapie grundlegend von rein störungsspezifischen, manualisierten Konzepten.

Oft werden Eltern angeregt, sich mit eigenem, von ihnen nicht gewünschtem Elternverhalten auseinanderzusetzen. So kann sich ein Vater in einem Stein wiedererkennen, der beinah kleine Tiere überrollt. Das Bild hilft ihm, sich im Kontakt zu seinem Sohn zurückzunehmen und besser auf dessen Tempo einzustellen (Brächter 2010, S. 84 ff.).

2.2 *Narratives Sandspiel mit Familien*

Sandspieltherapie lässt sich auch in der systemischen Arbeit mit Familien nutzen. Neben der Gestaltung von Familienskulpturen im Sand (siehe Kap. 3.1) bietet sich die Möglichkeit, gemeinsam Sandbilder zu bauen und hieraus Geschichten zu entwickeln.

Familiensandbilder werden teils auch in der Sandspieltherapie nach Dora Kalff erstellt. In der Regel werden sie von allen gleichzeitig schweigend gestaltet, ohne dass die Sandfläche aufgeteilt oder ein besonderes Vorgehen abgesprochen würde (vgl. zum Beispiel Heinzel-Junger 2018). Anschließend werden die Sandbilder gemeinsam betrachtet, aber nicht verändert.

Gemeinsam konstruierte Sandbildgeschichten

Im narrativen Sandspiel werden auch Familiensandbilder in Bewegung versetzt; Geschichten, die aus ihnen entstehen, werden gemeinsam weitergespielt. Bei der Gestaltung der

Sandbilder nutze ich ein Vorgehen, das auch jüngeren oder ängstlichen Kindern einen Einstieg erleichtert (»gemeinsam konstruierte Sandbildgeschichten«, Brächter 2010, S. 106 ff.). Reihum stellen Eltern und Kinder Objekte in den Sand, wobei ich mich eingangs beteilige und den Eltern in der Regulierung des Tempos und der Ansprache an das Kind als Modell diene. Zunächst wird die Umgebung gebaut, später werden Figuren hinzugefügt. Fällt es einem Kind noch schwer, zu sprechen und selbst etwas auszuwählen, helfe ich ihm durch ein »Ratespiel«, welche Figur es wohl anschaut und wohin sie gestellt werden soll. Das ruhige und strukturierte Vorgehen bietet Eltern und Kindern viel Sicherheit; von Runde zu Runde beteiligen sich auch zurückhaltende Kinder aktiver an der Gestaltung.

Ist das Sandbild abgeschlossen, wird gemeinsam überlegt, wie die Geschichte weitergehen könnte. Das Kind verteilt anschließend die Rollen zum Weiterspielen. Oft erhalten Eltern Rollen, in denen sie es bei symbolischen Entwicklungsschritten unterstützen können.

Jürgen, 4 Jahre alt, ängstlich und in der Sprachentwicklung verzögert, neigt im Alltag zu heftigem Schreien, bei dem er von den Eltern kaum zu beruhigen ist. Beim Sandspiel wagt er es anfangs nicht, selbst Figuren zu wählen; stattdessen nutzt er die Hand seiner Mutter als »Baggerschaufel«. Schließlich stehen zwei Lämmchen vor einem Tunnel, als wollten sie ihn durchqueren. Jürgen gibt zu verstehen, dass der Vater mit dem größeren Lamm vorausgehen soll, während die Mutter als Hirtin bei seinem kleinen Lämmchen bleiben soll. Mir wird – wie oft – eine Nebenrolle zugeteilt: Als Zwerg schaue ich nur zu. Nachdem der Vater seine Figur durch den Tunnel geführt hat, schiebt er auch Jürgens Lämmchen hinein. Mit der Frage »Kommst du schon dran?« motiviert er ihn, es selbst aus dem Tunnel zu ziehen. Stolz blickt Jürgen auf die beiden Lämmchen, die es geschafft haben, und strahlt seine Eltern an.

Im Nachgespräch beschreiben die Eltern, wie wichtig es für sie war, Jürgen im Spiel gut geführt und begleitet zu haben. Wie bei vielen in der Erziehung eher unsicheren Eltern wirkt diese Erfahrung noch lange nach.[6]

Statt kurze Handlungssequenzen abzusprechen und umzusetzen, lassen sich Sandbildgeschichten mit älteren Kindern und Jugendlichen auch in einem offenen Prozess entwickeln, in dem die Spielhandlung im Verlauf entsteht. Im Gegensatz zum stützenden Sandspiel agieren die Eltern hierbei nicht vorrangig in einer Hilfsrolle für ihr Kind, sondern können sich auch mit eigenen Verhaltensimpulsen auseinandersetzen. Als Therapeutin wirke ich nicht aktiv mit, sondern beschränke mich auf Kommentare zum Spielgeschehen.

Das Vorgehen wird strukturiert, indem die Mitspielenden abwechselnd ein paar Sätze erzählen und die Handlung folgen lassen. Im Unterschied zu Familienskulpturen (siehe Kap. 3.1) und zur Kinderorientierten Familientherapie (siehe Kap. 4.2) begegnen sie sich dabei nicht mit fest zugeordneten Stellvertreterfiguren, sondern bewegen spontan Figuren, die im Sandbild vorhanden sind. Die flexible Rollenwahl ermöglicht es, unterschiedliche Aspekte des eigenen Erlebens auf Figuren aufzuteilen. Da die fiktive Ebene einer Geschichte Abstand zum Geschehen schafft, können tabubehaftete Seiten des eigenen Verhaltens leichter in Szene gesetzt werden.

BEN, 6 JAHRE alt, hat miterlebt, wie ihn seine Mutter nach einer Frühgeburt und anschließender Erkrankung der jüngsten Schwester immer wieder verlassen musste, um die Klinik aufzusuchen. Mit seinen Gefühlen von Angst und Verlassensein blieb er allein und konnte sich auch dem Vater nicht mitteilen, der selbst in Sorge war. Später entluden sich Bens Spannungen in einem Wechsel von Aggressionen und übergroßer Angst um die jüngeren Geschwister. Zu Therapiebeginn leidet er unter Albträumen; die Mutter-Sohn-Beziehung ist starken Belastungen ausgesetzt.

---

6 Die Szene berührt auch ein geburtstraumatisches Erlebnis, für das ein gutes Ende gefunden wird; vgl. Brächter 2010, S. 108 ff.

Im gemeinsamen Sandspiel mit seiner Mutter lässt Ben immer wieder Raubtiere um Nahrung kämpfen, dabei greifen sie auch kleine Tiere an. Anschließend wechselt er blitzschnell in Rollen, in denen er die bedrohten Tierkinder beschützt. In reflektierenden Kommentaren spiegle ich mögliche Gefühle und Bedürfnisse der Figuren.

An die Mutter gewandt, beschreibe ich die Angst, die die kleinen Tierkinder empfinden müssen, und bewundere die mutigen Tiere, die sich den Raubtieren in den Weg stellen. Im Selbstgespräch frage ich mich auch nach den Motiven, die die Raubtiere wohl antreiben – die mentalisierungsfördernde Art der Gesprächsführung, die Eia Asen (2021) für die systemische Arbeit mit Familien beschreibt, beziehe ich im Spiel auf die Figuren im Sandkasten.

Die Mutter teilt meine Wahrnehmungen und Fragen. Im Gegensatz zum Alltag kann sie sich ganz auf Ben einlassen, ohne sich um die jüngeren Geschwister zu sorgen; durch ihr Mitspielen trägt sie seine Emotionen mit und gibt ihm zu verstehen, dass er all dies fühlen und ausdrücken darf. Ein bedeutender Schritt ist erreicht, als der verzweifelte Kampf um Nahrung als Folge einer Hungersnot verstehbar wird: Wölfe kommen, um ihr Futter mit einem Panther zu teilen.

In ihrem letzten gemeinsamen Sandbild gestalten Mutter und Ben eine Bauernhofszene, die ruhig und friedlich wirkt; Raubtiere und Kampf sind als Themen verschwunden. Es kommt zu einem eindrucksvollen Moment, als Ben eine verletzte Katze spielt: Erstmals kann er seine Hilfsbedürftigkeit zeigen, ohne sofort selbst rettend zu intervenieren. Die Mutter spielt eine Bäuerin, die dies zwar sieht, aber so mit ihrer Arbeit beschäftigt ist, dass sie der Katze nicht helfen kann. Nachdem sie dies ausgesprochen hat, wechselt sie in die Rolle eines Stallburschen, der zur Katze geht und den Tierarzt ruft. Als der Arzt die Katze untersucht, kommt die Bäuerin hinzu. In der Rolle der Bäuerin spricht die Mutter einen Satz aus, der für Ben sehr wichtig ist: Sie habe gar nicht mitbekommen, wie stark die Katze verletzt war.

Im Anschluss an diese berührende Szene endet die Geschichte mit einer gemeinsamen Handlung: Mutter und Ben kümmern sich um den Stallburschen, der beim Beschlagen der Pferde von einem Huf getroffen und verletzt wurde (Abb. 3) (Brächter 2020).

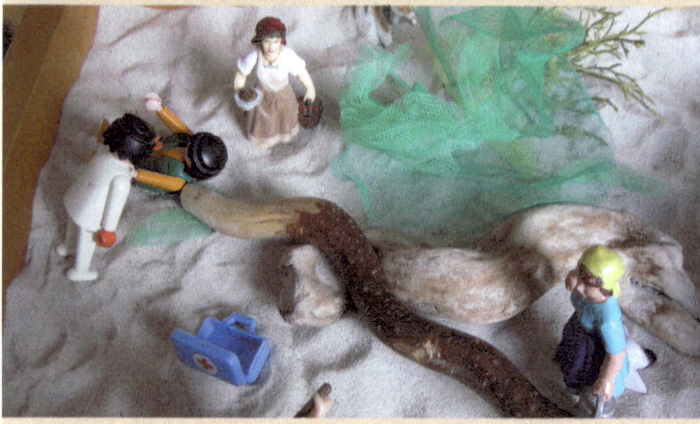

Abb. 3: Der Stallbursche wird versorgt

Übersicht: Gemeinsam konstruierte Sandbildgeschichten

- Reihum werden von Eltern und Kind Gestaltungselemente und Figuren in den Sand gesetzt (eingangs Mitwirkung der Therapeutin).
- Anschließend wird die Szene betrachtet, die im Sandbild entstanden ist.
- Es wird überlegt, wie die Geschichte weitergehen könnte.
- Dabei wird dem Kind die Führung überlassen, die Eltern unterstützen es.
- Das Kind verteilt die Rollen zum Weiterspielen, und die Geschichte wird umgesetzt.

Variante:

- Abwechselndes »Weitererzählen« und Weiterspielen mit jeweils spontan gewählten Figuren.

3 Systemische Arbeit mit Sandbildskulpturen

3.1 *Familienskulpturen im Sand*

Skulpturen nutzt man in der systemischen Therapie dazu, die Beziehungen zwischen den Mitgliedern eines Systems abzubilden und aus einer Metaposition zu reflektieren; geachtet wird dabei auf Abstand und Blickrichtung der Figuren. Das bekannteste Instrument hierzu ist das Familienbrett (Ludewig u. Wilken 2000).

Werden Skulpturen in den Sand verlegt, gehen die Darstellungsmöglichkeiten weit hierüber hinaus. Der Sand lädt dazu ein, auch die Umgebung der Figuren zu gestalten. Hierdurch erhalten die Skulpturen einen sehr bildhaften Ausdruck; oft sind sie nach dem Aufbau nicht von frei gebauten Sandbildern zu unterscheiden. Um dies zu kennzeichnen, habe ich sie »Sandbildskulpturen« genannt (Brächter 2010, S. 87 ff.). Jüngeren Kindern hilft die anschauliche, weniger abstrakte Darstellungsweise, sich aktiv am Geschehen zu beteiligen.

Oft ergibt die Gestaltung der Umgebung Hinweise auf den Kontext des Beziehungsgeschehens; äußere Belastungen, die in die Familie hineinwirken, können sichtbar werden.

Herr N., der in der Familie oft sehr impulsiv reagiert hat, legt einen Haufen Steine hinter seine Figur, um den bei seiner Arbeit empfundenen Druck darzustellen. Er bringe ihn oft mit nach Hause und könne es nicht ertragen, wenn es auch dort noch laut sei. Die Externalisierung der Belastung hilft den anderen, sich in die Situation des Vaters einzufühlen. Gemeinsam wird überlegt, wie der Raum der Familie vor den anrollenden Steinen geschützt werden kann. Um sie herum wird ein Grünstreifen angelegt.

Mit Unterstützung seiner Frau beschließt Herr N., sich nach der Arbeit eine Auszeit für einen Spaziergang zu nehmen oder sich zu Hause bewusst kurz zurückzuziehen.

Auch lebensgeschichtlich erworbene Belastungen können externalisiert werden. Dies bietet sich besonders an, wenn Eltern so stark mit eigenen Themen beschäftigt sind, dass sie für aktuell zu klärende Situationen mit ihren Kindern nicht offen sein können.

Frau L. beschreibt, dass ihre 9-jährige Tochter ständig ihre Aufmerksamkeit suche, hierdurch gebe es viele Konflikte. Als sie im Gespräch über die Familienskulptur mehrfach die Bildebene verlässt und ihre zahlreichen Belastungen beklagt, fordere ich sie auf, hierfür Gegenstände zu suchen. Frau L. umgibt ihre Figur mit »Problemfässern«, die sie teils schon in ihrer eigenen Therapie geöffnet habe, die teils aber auch noch verschlossen seien. Dass ihre Probleme jetzt in der Skulptur sichtbar sind und gewürdigt werden, ermöglicht es ihr, sich der Tochter zuzuwenden. Beim Betrachten der Skulptur wird ihr deutlich, wie viele »Problemfässer« zwischen beiden stehen, für die ihre Tochter keine Verantwortung trägt. Bei der Weiterarbeit mit der Skulptur werden die Fässer umgruppiert und abtransportiert.

Für die gewünschte Beziehungsqualität, die in guten Momenten auch jetzt schon zu spüren ist, wird ein Eichhörnchen in die Mitte gesetzt (Brächter 2018 b, S. 167 f.).

Bei Sandbildskulpturen achte ich besonders darauf, was *zwischen* den Figuren steht. Da im Sand auch dieser Raum geformt werden kann, ergibt sich eine Externalisierung von Beziehungsthemen: Figuren nehmen sich möglicherweise nicht wahr, weil ein hoher Gebirgszug sie voneinander trennt; eine Brücke aus Eis, die vom Nordpol zu einem Gebiet mit Palmen führt, kann nach einer schwierigen Phase im Familienleben noch zu brüchig sein, um die Figuren zu tragen. Auf Bildebene wird gleichzeitig eine Suche nach Lösungen angeregt: Welcher Weg könnte über das Gebirge führen? Bei der Umgestaltung der Skulptur kann ein solcher Weg gebaut werden; Eltern und Kinder können gemeinsam beginnen, die Eisbrücke mit Steinen zu befestigen und aufeinander zuzugehen.

Auch unter einer Ego-State-Perspektive (siehe Kap. 3.3) bietet es sich an, Familienskulpturen in den Sand zu verlegen. Im Unterschied zu den neutralen Holzfiguren des Familienbretts zeigen Sandspielfiguren, in welchen Ich-Zuständen sich die Familienmitglieder begegnen. Sie können sich als Raubtiere gegenüberstehen; Frauen können Tänzerinnen, Piratinnen oder Königinnen sein. Durch die Figurenwahl werden bestimmte Seiten der Personen hervorgehoben; verschiedene Klimazonen in einer Skulptur unterstreichen die aktivierten Ego-States.

Familienskulpturen werden meist unter einer Fragestellung gebaut, die mit einem Problem verknüpft ist. Die oft sehr ausdrucksstarken Sandbildskulpturen können problemverstärkend wirken, wenn man glaubt, in ihnen gesehen zu haben, wie die Familie »wirklich« ist. Mir ist es daher wichtig, sie als Ausschnitt unter einem Problemfokus zu kennzeichnen: Zu anderen Zeiten könnte ein Bild der Familie auch völlig anders aussehen.

Der bildhafte, der Realität entrückte Charakter vieler Sandbildskulpturen erleichtert gleichzeitig eine Lösungssuche. Er regt dazu an, die Szene spielerisch weiterzuführen. Oft lädt bereits die Gestaltungsmöglichkeit der Umgebung dazu ein, Ressourcen zu aktivieren und Lösungsmetaphern in Szene zu setzen.

Mia, 9 Jahre alt, beschreibt zu Therapiebeginn eine Stimme, die ihr vorschreibt, was sie tun müsse. Der Alltag ist bestimmt von vielen Zwangshandlungen. Als größte Belastung wirkt dabei die Schlafsituation: Mia schläft nur im Bett der Mutter und muss sie immer wieder in einer bestimmten Abfolge berühren, wenn sie einschläft oder nachts aufwacht. Die Mutter erscheint durch die vielen Störungen und die erzwungene Nähe am Rand ihrer Kräfte.

In einer Familienskulptur stellt Mia die Familienmitglieder als kleine Tiere dar, die sie dicht zueinanderlegt und liebevoll mit Blättern zudeckt. Für sich selbst wählt sie ein Eichhörnchen. Während die Tiere schlafen, passt eine Fee auf sie auf. Begleitet von einem Einhorn, geht die Fee nachts im Bogen an den Tieren vorbei. Dabei sammelt sie Sorgensteine und schlechte Erinnerungen auf, die auf dem Weg verwandelt werden: Auf der rechten Bildseite sammeln sich Glückssteine, die für liebevolle Momente mit anderen und für schöne Situationen stehen, die man für sich allein erlebt (Abb. 4).

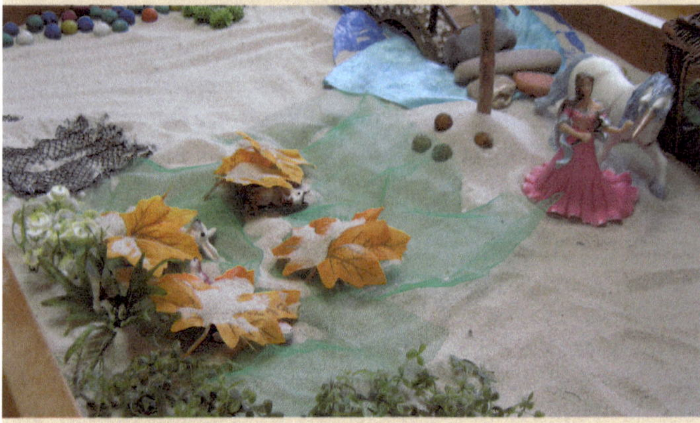

Abb. 4: Die Fee beschützt den Schlaf

In einer späteren Skulptur sind Fee und Einhorn bei einem Spielhaus angekommen, in dem Mia mit ihrem Bruder spielt. Mit ihm teilt sie sich inzwischen ein Zimmer, in dem sie in den meisten Nächten gut schlafen kann. In der Sandbildskulptur hat die Familie einen Baum gepflanzt, der dem Eichhörnchen Nahrung gibt.

Sandbildskulpturen in der Diagnostik und Kindertherapie

Familienskulpturen im Sand eignen sich gut für eine relationale Diagnostik, die nicht nur die Symptome des Kindes, sondern auch die Beziehungen im umgebenden System in den Fokus rückt (Levold 2014). Sie beteiligen Kinder an der Auftragsklärung und geben ihnen die Möglichkeit, eigene Anliegen in die Therapie einzubringen. Wie in frei gebauten Sandbildern entsteht Zugang zu Themen wie der Sorge um psychisch kranke oder suchtabhängige Eltern, zu miterlebter Gewalt oder Schwierigkeiten in der Bindungsgestaltung, die sprachlich kaum benannt werden könnten (Brächter 2018a).

Kinder gestalten Familienskulpturen gern mit Tierfiguren. Wenn genug Zeit ist, lasse ich eine Zeichnung der »Familie in Tieren« (Brem-Gräser 2001) vorausgehen, damit sie in der Auswahl frei bleiben und nicht durch besonders eindrucksvolle Figuren im Sandspielregal beeinflusst werden. Anschließend werden die Tiere im Sand so aufgestellt, wie die Familienmitglieder aus der Sicht des Kindes zueinander stehen: Wer ist wem besonders nah, wer ist weiter entfernt? Wer schaut wen an? Sind alle Figuren im Sand platziert, fordere ich dazu auf, auch ihre Umgebung zu gestalten.

Im Anschluss wird die Skulptur fotografiert und gemeinsam angeschaut. Ich lasse mir beschreiben, wie es den einzelnen Tieren geht und was das Kind ihnen wünschen würde. Danach rege ich an, die Skulptur so umzugestalten, dass es der Figur des Kindes besser geht. Figuren können dabei bewegt oder ausgetauscht werden; bei jüngeren Kindern mündet die Skulpturarbeit oft in ein projektives Spiel, bei dem Veränderungen im Verlauf einer Geschichte entstehen. Auch das Abschlussbild wird auf einem Foto festgehalten und kann im Einverständnis des Kindes mit den Eltern betrachtet werden.

Sandbildskulpturen vermitteln einen Eindruck davon, wie sich das Kind in seiner Familie erlebt. Die Umgestaltung zu einer Wunschskulptur bietet wertvolles Material zur Hypothesenbildung, wie Kind und Eltern therapeutisch unterstützt werden können.

Gemeinsame Skulpturarbeit in der Familientherapie

Familienskulpturen werden in der systemischen Therapie oft aus der Sicht eines Familienmitglieds gebaut und anschließend reflektiert. Weit anspruchsvoller wird der Prozess, wenn alle zusammen eine Skulptur erstellen: Unterschiedliche Perspektiven müssen miteinander abgeglichen und so weit in Deckung gebracht werden, dass eine für alle stimmige Ausgangsbasis gefunden wird. Ist dies nicht möglich, kann parallel in getrennten Sandkästen gearbeitet werden (siehe Kap. 3.2).

Trotz der hohen Komplexität des Geschehens kann die gemeinsame Gestaltung einer Sandbildskulptur sehr lohnend sein. Mit dem Blick auf den Sandkasten entsteht ein gemeinsamer Wahrnehmungsfokus, der Ruhe in angespannte Situationen bringt; aus einer Metaposition heraus können Probleme mit Abstand betrachtet werden. Die tranceartige Qualität des Gestaltens trägt dazu bei, den Erregungspegel abzusenken und sich für neue Ideen zu öffnen.

Besonderheiten bei der Figurenwahl

Baut eine Familie gemeinsam eine Sandbildskulptur, lasse ich vorab entscheiden, ob hierbei Tier- oder Menschenfiguren verwendet werden sollen. Anschließend beginnt die Suche nach passenden Stellvertreterfiguren. Häufig sind Kinder schneller und bringen auch für ihre Eltern Figuren zum Sand, sodass geklärt werden muss, ob sie sich in ihnen wiederfinden. Sind Eltern durch eine Figur irritiert oder beschämt, rege ich die Frage an, welchen Beziehungswunsch das Kind mit ihr verbunden haben mag: Ein Ritter, der eine Keule schwingt, steht möglicherweise für einen Wunsch nach einer entspannteren Vater-Sohn-Beziehung (Brächter 2010, S. 97 f.).

Sind die Figuren gefunden, werden sie im Sand platziert und so lange umgestellt, bis die Ausgangsposition für alle passend erscheint. Anschließend wird die Umgebung gestaltet.

Erkundung und Umgestaltung der Skulptur

Die Erkundungsphase beginnt mit einem Interview, das alle im Sand versammelten Figuren einschließt. Ich frage, wie es ihnen in ihren Positionen geht und ob es etwas gibt, was sie gern ändern würden. Wie bei jeder Gesprächsführung im Mehrpersonensetting ist es dabei wichtig, nicht bei einer – besonders belastet wirkenden – Figur »hängen zu bleiben«, sondern in einer ersten Runde alle Figuren kurz anzusprechen. Um den Zugang zur imaginativen Ebene zu erleichtern, richten sich meine Fragen meist direkt an die im Sand vertretenen Figuren (»Wie geht es dem Bären?«). Teils wähle ich auch die Außenperspektive, aus der mit Abstand auf das Geschehen geblickt werden kann (»Wenn Sie Ihren Bären so sehen, was würden Sie ihm wünschen?«). Das abwechselnde Ansprechen von Figur und Person kann dabei helfen, Bild- und Realebene miteinander zu verweben, sodass Veränderungen in der Skulptur auch im Alltag vorstellbarer werden. Fällt es Eltern schwer, sich auf die Bildebene zu beziehen und breitet sich eine negative »Alltagstrance« aus (»Nie wird sich bei uns etwas ändern!«), gehe ich mit einer eigenen Figur in den Sand und führe das Gespräch von Figur zu Figur. Dabei richte ich den Fokus auf Gefühle und Bedürfnisse. Bei Vorwürfen an andere verweise ich auf die »VW-Regel« von Manfred Prior (2009), nach der Vorwürfe in Wünsche umgewandelt werden. Generalisierenden Problembeschreibungen (»immer«, »nie«) begegne ich durch öffnende Umformulierungen, die Veränderungen denkbarer machen, wie »bisher«, »in der Vergangenheit« oder »noch nicht« (Prior 2009).

Sind das bisherige Problemerleben und die gewünschte Lösungsrichtung ausreichend deutlich geworden, wird die Sandbildskulptur von der Familie gemeinsam umgestaltet.

Dabei entstehen häufig Lösungsmetaphern, die sich zum Transfer in den Alltag eignen: Familienmitglieder können gemeinsam Sperren beseitigen, die ihnen im Weg sind; in kargen Landschaften kann neues Grün entstehen. Teils werden auch Figuren ausgewechselt, die nicht mehr als stimmig empfunden werden. Neu gewählte Figuren spiegeln die veränderte Atmosphäre, die beim Gestalten entstanden ist; sie repräsentieren die Ich-Zustände, in denen sich Eltern und Kinder in Zukunft begegnen möchten.

Lassen sich Familien auf den gemeinsamen Bau einer Sandbildskulptur ein, können sich schon zu Beginn wichtige Aushandlungsprozesse ergeben.

Lara, 14 Jahre alt, möchte gern viel Zeit mit Gleichaltrigen verbringen und ist nur noch wenig zu Hause. Mit der Mutter gibt es hierüber viele Konflikte. In einer Familienskulptur stellt Lara als Erste eine Figur in den Sand, ein Pferd, das vom Rand des Kastens erwartungsvoll auf die noch leere Fläche schaut. Frau F. stellt ein Reh sehr dicht vor das Pferd. Lara reagiert hierauf mit dem Abwenden ihrer Figur: Das Pferd schaut jetzt aus dem Kasten hinaus. Noch bevor etwas gesagt wurde, ist eine wichtige Dynamik in der Familie deutlich geworden.

Ich frage beide, wie sie die Interaktion erlebt haben. Lara fühlte sich bedrängt, als das Reh dem Pferd so nah kam; bei ihr entstand der Impuls zu flüchten. Die Mutter drückt aus, wie traurig sie die Abwendung ihrer Tochter macht, die sie auch im Alltag spürt.

Meine nächste Frage richtet sich an Lara: Was brauchte das Pferd, um sich wieder zur Familie zu wenden? Sie stellt einen Zaun vor das Pferd, durch den es schauen kann; das Reh müsste etwas weiter zurückgehen und Abstand halten. Dann könnte es gehen.

Als die Mutter alle möglichen Gegenstände herbeiholt, um den Zaun zu übersteigen, wendet sich das Pferd erneut ab. Der Vater hat seine Figur, einen Elch, währenddessen weit abseits in einer Nische aus Büschen platziert: Er möchte gar nicht mehr nach Hause kommen, weil dort immer Konflikte seien. Die Bildebene wird verlassen, Vorwürfe auf Alltagsebene werden ausgetauscht. Frau F. kritisiert, dass ihr Mann sie in Konflikten mit Lara allein lasse; er beklagt ihre negative Stimmung.

Ich frage Lara, wie es für das Pferd ist, Elch und Reh zuzuhören. Sie teilt mit, dass diese Geräusche für das Pferd sehr unangenehm seien. Mit ihrer Figur wende sie sich nicht nur ab, um Neues zu erleben, sondern auch, um diesen Geräuschen zu entgehen. Die Eltern sind aus ihrem Streit herausgerissen und schauen betroffen auf ihre Tochter, die den Zaun weiter abdichtet.

Nachdem die zirkulären Prozesse in der Familie ausreichend deutlich geworden sind, rege ich die Umgestaltung zu einer Wunschskulptur an. Was würde jede/r aus der Familie der eigenen Figur wünschen? Frau F. beginnt als Erste, eine Umgebung für das Reh zu bauen. Es bekommt einen Unterstand, von Pflanzen umrankt, weiches Gras zum Ausruhen und eine Feuerstelle, um es warm zu haben. Bei der Vorstellung des Gebauten spricht die Mutter von eigenen Interessen, die sie im Alltag vernachlässigt habe. Herr F. lässt den Elch währenddessen vorsichtig um die Ecke schauen: Ihm würde diese neue Umgebung gefallen; er habe aber noch Sorge, zu weit aus seinem Schutzrevier hinauszutreten. Elch und Reh verhandeln längere Zeit darüber, wie viel Nähe möglich ist und wer die ersten Schritte tun kann. Als ich benenne, dass sich Elche und Rehe als Waldtiere ja eine ähnliche Umgebung teilen, schauen sich die Eltern überrascht an.

Lara wirkt interessiert an dem Neuen, das sich hinter dem Rücken des Pferdes anbahnt: Sie wendet ihr Pferd um und öffnet den Zaun so, dass es hindurchschauen kann. Aus dem Material, mit dem die Mutter ihn ursprünglich übersteigen wollte, baut sie eine Brücke. Sie kann sich vorstellen, dass das Pferd gern zu Reh und Elch hinübergehen würde, solange es auch die Welt jenseits des Zauns erkunden darf.

In der systemischen Therapie werden zirkuläre Fragetechniken dafür genutzt, problemverstärkende Muster in Familien zu erfassen und Veränderungen anzuregen (Tomm 1994; Simon u. Rech-Simon 2020). Bei der Arbeit mit Sandbildskulpturen zeigen sich solche Muster auf der Bildebene durch die Interaktionen im Sand. Stockt der Prozess und sind Familienmitglieder festgefahrenen Sichtweisen verhaftet, können zirkuläre und hypothetische Fragen, Fragen nach Ausnahmen und nach gewünschtem Erleben auch hier dabei helfen, sich in andere einzufühlen und Perspektiven zu erweitern. Die Wahrnehmung, dass sich ihre Tochter ausschließlich von ihnen abwendet, könnte im obigen Fall beispielsweise durch Fragen an die Eltern irritiert werden: Hat es sie erstaunt, dass sich das Pferd ihnen anfangs so erwartungsvoll zuwendete? Bekommen sie solche Momente auch im Alltag mit? Wie erklären sie sich seine spätere Abwendung? Der Vater, der die Verantwortung für die häuslichen Konflikte vor allem seiner Frau zuschreibt, könnte gefragt werden, ob das Reh vielleicht deshalb so »eng« nach dem Pferd schaut, weil er als Elch nicht mehr sichtbar ist. Wie würde es reagieren, wenn er hinter den Büschen hervorkäme? Und was wäre dann mit dem Pferd? Die Mutter könnte reflektieren, wie der Elch aus seinem Versteck zu locken sei – im Fallbeispiel gelingt diese Veränderung, indem sich ihr Reh auf seine eigenen Bedürfnisse bezieht.

Die Suche nach gewünschtem Erleben, kennzeichnend für den hypnosystemischen Ansatz, erlebe ich oft als Wendepunkt in der Arbeit mit Sandbildskulpturen. Die Bildebene mit der Verwendung von Tierfiguren hilft zusätzlich, Humor und Leichtigkeit in den Prozess zu bringen. Agieren Eltern sehr alltagsnah in festgefahrenen Handlungsmustern, kann darauf hingewiesen werden, dass dies eher untypisch für ein Reh oder einen Elch ist. Wie könnten sie das Problem auf Reh- oder Elchart lösen?

Die Gestaltung der Umgebung bietet weitere Anknüpfungspunkte dafür, Ressourcen sichtbar zu machen und Probleme umzudeuten. Materialien, die ursprünglich Probleme symbolisieren, werden nicht selten später für die Lösungsgestaltung genutzt. Der Zaun, der Laras Pferd von den Elternfiguren trennt, wird zu einer Brücke, über die sich ihre Figur selbstbestimmt hin- und herbewegen kann. Bedürfnisse nach Bindung und Autonomie können altersgemäß reguliert werden; den Eltern versichert das Symbol der Brücke, dass die Verbindung zu ihrer Tochter nicht abreißt, auch wenn sie sich von Zuhause entfernt.

Die neu entstandenen Bilder können in späteren Gesprächen aufgegriffen werden: Lara könnte gefragt werden, wie oft sie die Brücke in der Zwischenzeit überquert hat und was sie jeweils dazu eingeladen hat; die Eltern könnten gefragt werden, ob sie dies bemerkt haben und wie weit die Mutter mit der Einrichtung ihrer eigenen schönen Umgebung gekommen ist. Die Fragen helfen, die auf Bildebene erzielten Veränderungen lebendig zu erhalten und sie im Alltag zu verankern.

Skulpturen mit einer Problemexternalisierung

Eine Sonderform stellen Sandbildskulpturen dar, denen ein Symbol für ein Problem oder Symptom hinzugefügt wird. Genutzt wird hierbei die narrative Technik der Externalisierung: Das Einnässen eines Kindes, seine Zwänge oder Ängste erhalten einen Namen. Sie werden im Gespräch als eigenständige Wesen behandelt, sodass sich das Kind als vom Problem getrennt erleben kann (White 2010).

Wenn es gelungen ist, das Symptom des Kindes im Gespräch zu externalisieren, wird für die Verwendung in der Sandbildskulptur nach einer Figur geschaut, die es symbolisieren könnte. Fällt es einem Kind schwer, eine passende Figur zu finden, nutze ich einen körperlichen Zugang. Ich frage beispielsweise, wo es die Angst am meisten spürt und welche Farbe und Gestalt sie haben könnte: Ist sie eher spitz und stachelig, weich wie Watte, oder fühlt sie sich an wie ein Abgrund, in den man fallen kann? Da als Problemsymbole oft Tierfiguren gewählt werden, lasse ich (in einem solchen Fall) die Familie durch Menschenfiguren darstellen.

Mit externalisierten Problemfiguren kann auf verschiedene Art weiter gearbeitet werden.[7] Ihre Einbettung in eine Sandbildskulptur zielt darauf ab, das Problemsystem zu erkunden. Interessant ist dabei, welcher Platz für das »Problem« gewählt wird, zwischen wem es steht und was es in der Skulptur bewirkt. Werden Figuren vom »Problem« verdeckt? Wie kann die Familie kooperieren, um seine Gestalt zu verändern oder ihm eine weniger zentrale Position zuzuweisen? Der ungewöhnliche Blick auf die Familieninteraktionen wirkt entlastend und macht es leichter, einen spielerischen Umgang mit Symptomen zu finden.

In der Begleitung des Prozesses ist es mir wichtig, keinen Kampf gegen Symptome zu befördern, sondern auf die mit ihnen verbundenen Bedürfnisse zu fokussieren.

---

7 So kann man Beispiel die Cartoontechnik nutzen, um eine Problemfigur mit dem zu versorgen, was sie braucht, sodass sie ihre Gestalt verändern kann (Vogt-Hillmann 1999; Brächter 2010).

Tom, 10 Jahre alt, gerät oft in so starke Wutzustände, dass er für die Eltern nicht mehr erreichbar ist; Konflikte eskalieren stark. Als Symbol seiner Wut wird ein Dinosaurier zu Toms Figur gestellt. Es macht ihn sehr betroffen, wie groß der Dinosaurier neben ihm steht. Ich frage mich, wie der Dino so groß werden konnte, und lenke Toms Aufmerksamkeit darauf, was seiner Wut eigentlich vorausgeht: Fühlt er sich ungerecht behandelt, nicht verstanden oder alleingelassen, bevor er wütend wird? Dabei rege ich an, auch hierfür eine Figur zu suchen. Tom stellt ein winziges, flauschiges Küken in die Skulptur, das hinter dem Dinosaurier fast verschwindet: So hilflos fühle er sich dann.

Die Eltern nehmen sich vor, zukünftig nicht mehr auf den Dinosaurier zu reagieren, sondern an das Küken zu denken, wenn Tom sich erneut wütend zeigt. Das Bild der Hilflosigkeit hinter der Wut hilft ihnen, ruhig zu bleiben und eskalationsfördernde Muster zu durchbrechen. In Alltagskonflikten wird es leichter, darüber zu sprechen, was jeweils »hinter« der Wut gelegen hat (Brächter 2018c, S. 165 f.).

Auch allgemeine, keiner Person zugeordnete Phänomene wie ein angespanntes Familienklima lassen sich in Sandbildskulpturen externalisieren: So kann eine Familie gemeinsam einen »Wutdrachen« zähmen, der sich während einer belasteten Lebensphase bei ihr eingenistet hat (Brächter 2010, S. 94 ff.).

Übersicht: Familienskulpturen im Sand

- Figuren wählen (Entscheidung über Tier- oder Menschenfiguren).
- Die Figuren im Sand platzieren, die Umgebung gestalten lassen.
- Die Skulptur auf einem Foto festhalten.
- Erkundungsrunde: Wie geht es den Figuren? Was wird ihnen gewünscht?
- Auf Bildebene bleiben, eventuell Interview durch eine Stellvertreterfigur der Therapeutin.

- Fokus auf Bedürfnissen; Vorwürfe in Wünsche umformulieren.
- Angebot, die Skulptur so zu verändern, dass es allen/der Figur des Kindes besser geht.
- Die Landschaft kann umgestaltet werden, Figuren können neu gewählt werden.
- Lösungsmetaphern herausarbeiten (Brücken, entstehendes Grün etc.).
- Lösungen zunächst auf Symbolebene entwickeln lassen.
- Abschlussfoto; erst anschließend Transfer in den Alltag.

Skulpturen mit einer Problemexternalisierung

- Der Skulptur (aus Menschenfiguren) wird eine Figur für ein Problem/Symptom hinzugefügt.
- Erkundung der Auswirkungen im Beziehungsgeschehen.
- Den Fokus darauf richten, welcher Ich-Zustand des Kindes möglicherweise durch die »Problemfigur« geschützt werden soll (z. B. »Hilflosigkeit« hinter der »Wut«).

3.2 Sandbildskulpturen in der Elternarbeit und Paartherapie

Sind Konflikte zwischen den Mitgliedern eines Systems so zugespitzt, dass ein gemeinsamer Gestaltungsprozess nicht sinnvoll erscheint, können Sandbildskulpturen auch parallel in zwei Kästen erstellt werden (vgl. zur Anwendung mit Geschwistern Brächter 2010, S. 101 ff.; mit Mutter und Tochter Brächter 2014b, S. 169 ff.). Bereits das Setting transportiert die Botschaft, dass es mehr als eine Sicht auf die Realität gibt.

In der Arbeit mit Eltern und Paaren bietet sich die Verwendung von zwei Sandkästen besonders an.

Sandspieltherapie mit Paaren (nach Linde von Keyserlingk)
Linde von Keyserlingk (2003) hat ein Konzept für das Paarsandspiel entwickelt, das mit der Arbeit in zwei Sandkästen

beginnt und mit einem gemeinsamen Paarsandbild endet. Der Prozess erstreckt sich über drei Stunden, für die jeweils Themen vorgegeben sind.

Herkunftsbilder

In der ersten Stunde gestaltet das Paar Sandbilder der Herkunftsfamilien, in denen auch prägende Elemente der Umwelt enthalten sind. Anschließend werden die Herkunftsbilder einander vorgestellt. Das Paar wird unter anderem gefragt, was beide beim Kennenlernen aneinander faszinierte und welche Impulse die Lebenswelt des anderen auslöste: »Wollte ich integriert werden oder sie/ihn ›da rausholen‹ (retten)? Wodurch glaubte ich mich vom anderen aufgewertet und bereichert?« (von Keyserlingk 2003, S. 61).

Anschließend wird das Paar aufgefordert, die Ich-Figur des anderen in das eigene Kindheitsbild zu stellen. Dabei ist interessant, welcher Platz für diese Figur gewählt wird; es entsteht ein Eindruck davon, welche Projektionen möglicherweise mit dieser Position verknüpft sind. Die Partner können reflektieren, ob sie die damit verbundenen Erwartungen erfüllen können und wollen oder ob sie sich hiervon distanzieren.

Von Keyserlingk regt in der Begleitung des Prozesses aktiv dazu an, zugewiesene Positionen im Herkunftssystem des anderen zu verlassen und neue zu erproben: Als eine Frau ihren Mann zwischen die Männer ihrer Herkunftsfamilie stellt und er mit diesem Platz nicht einverstanden ist, schlägt sie ihr vor, seine Figur ihrer eigenen gegenüberzustellen. Eine solche Veränderung in einer Skulptur kann emotional tief berühren. Von Keyserlingk beschreibt, wie beim Paar ein »Moment der überraschten Stille« entsteht. »Beide sehen auf das ungewohnte Bild. Dann sehen sie sich an und lächeln« (von Keyserlingk 2003, S. 64).

Bilder der gewünschten Zukunft

In der zweiten Sandspielstunde wird erneut in zwei Sandkästen gearbeitet, dabei entstehen Bilder der gewünschten Zukunft.

Beide Partner stellen dar, wie sie in ihrer Zukunftsvision ihre freie gemeinsame Zeit verbringen, wie sie arbeiten und ihre Kinder erziehen, was sie voneinander erwarten und worin für sie, so von Keyserlingk, der Sinn des Lebens besteht. Im anschließenden Austausch soll es bewusst noch nicht um Möglichkeiten der Realisierung gehen; die Bildebene soll nachwirken können.

Gemeinsames Zukunftsbild

In einem dritten Schritt gestaltet das Paar schweigend ein gemeinsames Zukunftsbild. Hierfür wählen beide aus ihren Sandbildern jeweils sieben Symbole aus, die ihnen für ihre Vorstellung der Zukunft unverzichtbar sind. Anschließend wird betrachtet, ob wirklich *ein* Bild entstanden ist. Weiteres darf hinzugefügt, es darf aber nichts entfernt werden.

Das Vorgehen hilft bei einer Zentrierung auf wichtige Lebensziele und bei einer Klärung der weiteren Perspektive von Paaren. Es berührt nach von Keyserlingk den Raum des Unbewussten *zwischen* den Partnern, den sie sowohl von deren Vergangenheit als auch von Wünschen und Sehnsüchten geprägt sieht. Beides kann in den Sandbildern sichtbar und teils auch kommunizierbar werden.

Übersicht: Paarsandspiel (nach Linde von Keyserlingk)

1. Gestaltung von Bildern der Herkunftsfamilien in zwei Sandkästen
   - Die Figur des Partners/der Partnerin wird in das eigene Herkunftsbild gestellt.
   - Überprüfung der damit verbundenen Erwartungen.
2. Erneute Arbeit in zwei Sandkästen: Bilder der Zukunftsvisionen
3. Gestaltung eines gemeinsamen Zukunftsbilds
   - Dabei Verwendung von je sieben Symbolen aus den vorher gebauten Sandbildern.
   - Überprüfung, ob wirklich ein gemeinsames Bild entstanden ist.

Arbeit an zwei Sandkästen in der Elternberatung

Haben Eltern unterschiedliche Erziehungsvorstellungen, werden oft eigene Prägungen durch Bindungsstile berührt. Sandbilder der Herkunftsfamilien können helfen, hierüber in einen Austausch zu kommen.

Skulpturen der Gegenwartsfamilie erschließen ebenfalls Themen, die in Erziehungsfragen hineinspielen. Statt sich auf der Ebene von Strategien auseinanderzusetzen, schaffen sie Zugang zu Gefühlen und Bedürfnissen.

In getrennten Sandkästen gestalten die Eltern gleichzeitig ihr Bild der Familiensituation; die Kästen sind dabei so aufgestellt, dass sich beide auf den eigenen Prozess konzentrieren können. Die fokussierte Arbeit im Sand vermittelt das Gefühl, mit den eigenen Anliegen Raum zu erhalten. Auch beim anschließenden Vorstellen bleiben beide Bilder nebeneinander stehen, ohne bewertet zu werden. Die Sicherheit, dass der eigenen Skulptur die gleiche Aufmerksamkeit eingeräumt wird, trägt oft zu einer Stimmung von Zugewandtheit und Interesse bei; es kann wieder Neugier auf die Wahrnehmung des anderen entstehen.

Die Umgestaltung zu einer Wunschskulptur beginnt zunächst in einem Sandkasten, damit beide Eltern hieran Anteil nehmen können.

Herrn und Frau A. fällt es schwer, ihrem 6-jährigen Sohn Grenzen zu setzen. Jonas gerät dann in heftige Wutanfälle, gemeinsame Mahlzeiten sind nicht durchführbar. Die Situation ist besonders belastend, da die jüngere Schwester ihn bereits imitiert. In Erziehungsfragen sind sich die Eltern uneinig; die Mutter erlebt den Vater als zu nachgiebig, er sie als zu streng. Als auch im Gespräch Vorwürfe aneinander gerichtet werden, schlage ich vor, die unterschiedlichen Sichtweisen in Familienskulpturen darzustellen.

Herr A. thematisiert in seiner Sandbildskulptur, wie schwer es ist, Jonas zu erreichen. Ins Zentrum stellt er eine Brücke, die zu seinem Gebiet führt. Jonas sitzt dort als kleiner Tiger inmitten von Dingen, die ihn interessieren. Der Vater sieht diese ausgeprägten Interessen als Ressource; am Fuß der Brücke zeigen eine Spinne und eine Schlange aber auch, dass es gefährlich sein kann, sich dem Tiger zu nähern und ihn zu stören. Die Eltern stehen als Erdmännchen (Vater) und Nilpferd mit aufgerissenem Maul (Mutter) auf der anderen Seite der Brücke und schauen zu Jonas herüber. Herr A. betont, dass er seine Frau nicht als Nilpferd darstellen wolle; die Figur solle zeigen, wie ihr Lautwerden den Weg zu Jonas noch mehr verbaue. Ihm selbst gelinge es leichter, Jonas zu Aktivitäten zu motivieren. Er führt vor, wie sich das Erdmännchen zum kleinen Tiger setzt und zunächst mit ihm spielt; manchmal folge ihm der Tiger dann über die Brücke.

Frau A. gestaltet ihre Skulptur mit Menschenfiguren. Dabei steht sie allein zwischen Haushaltsgeräten an einer Seite des Sandkastens, während Vater und Sohn sich auf dem Weg ins Grüne von ihr entfernen. Gewichte neben ihrer Figur sollen symbolisieren, dass sie allein die ganze Verantwortung trage.

Die anschließende Reflexion beginnt mit der Sandbildskulptur der Mutter. Als Thema der Skulptur formuliere ich die Frage, wie man die Gewichte gemeinsam tragen könne, sodass sie leichter werden. Beide Eltern stimmen zu. Herr A. wirft ein, dass auch er Verantwortung übernehme, so bei den Hausaufgaben. Mit Zustimmung seiner Frau verstellt er ein Gewicht und rückt Vater und Sohn näher zu ihr hin. Auf meine Frage, ob sie die Aktivitäten des Vaters im Alltag als Entlastung wahrnimmt, beschreibt Frau A., dass sie die frei werdende Zeit schlecht für sich nutzen könne. Sie schaue öfter vorbei und kritisiere die beiden, weil sie nicht weit genug gekommen seien.

Frau A. wird deutlich, dass sie damit ihren eigenen Wünschen zuwiderhandelt: Statt ihren Mann als unterstützenden Partner an ihrer Seite zu haben, schwächt sie ihn in der Vaterrolle. Seinen spielerischen Zugang zu Jonas konnte sie bisher nicht als hilfreich ansehen, sondern fühlte sich von beiden ausgeschlossen. Die Eltern nutzen die Anregungen aus der Skulptur, um Verantwortungsbereiche klarer aufzuteilen. Für ihr Bedürfnis nach Entspannung baut sich Frau A. einen grünen Ausruhplatz.

Anschließend frage ich Herrn A. nach Veränderungswünschen für seine Skulptur. Er stellt daraufhin einen Spiegel vor die Figur der Mutter: Er wünsche sich, dass sie erkennen könne, wie sie mit ihrem Lautwerden auf Jonas wirke. Ich rege an, den Spiegel so umzustellen, dass auch das Erdmännchen darin sichtbar ist. Dabei erweitere ich die Fragestellung: Wie wirken sie als Elternpaar auf ihren Sohn? Die Arbeit schließt ab mit der Frage, welche Aspekte sich beide beim anderen Elternteil wünschen würden: Herr A. wählt eine Fee für mehr spielerischen Zugang für seine Frau, Frau A. einen Löwen für mehr Stärke und Klarheit für ihren Mann. Die Eltern melden zurück, dass ihnen die Stunde sehr geholfen habe, ihre Interaktionen im Alltag zu verändern.

Übersicht: Skulpturen in zwei Sandkästen

- Gleichzeitiger Aufbau, ohne die andere Skulptur zu beachten.
- Fotografieren und gegenseitiges Vorstellen der Skulpturen.
- Anerkennung unterschiedlicher Sichtweisen: keine Kritik an der Skulptur des anderen.
- Umgestaltung in eine gewünschte Richtung – nacheinander in beiden Skulpturen.
- Abschlussfotos; anschließend Transfer in den Alltag.

3.3 *Ego-State-Skulpturen im Sand*

Wie Skulpturen äußerer Systeme können auch Skulpturen der »inneren Familie« im Sand erstellt werden. Für die verschiedenen Ich-Zustände, die sich im Erleben unterscheiden lassen, werden hierbei Figuren gesucht und im Sand platziert. Die Skulptur zeigt, wie die Anteile zueinander stehen und in welcher Umgebung sie sich befinden. Analog zur Arbeit mit Familienskulpturen können bei der Veränderung zu einer Wunschskulptur Blockaden gelöst und neue Verbindungen geschaffen werden.

Sandbildskulpturen des »inneren Teams« können in Lebensphasen sehr stabilisierend wirken, in denen geschwächte und problem-assoziierte Ich-Zustände im Erleben vorherrschen. Die Suche nach Ressourcen, »innerer Stärke«, guten Erlebnissen und Begleitern kann das Bild der eigenen Möglichkeiten (wieder) anreichern und vervollständigen.

Bei der Teilearbeit im Sand orientiere ich mich vor allem an Konzepten der Ego-State-Therapie (Fritzsche 2013), an hypnosystemischen Teilemodellen (Schmidt 2003 u. 2004), der Teilearbeit im Kinderpsychodrama (Aichinger 2012) und der narrativen Arbeit mit Externalisierungen (White 2010), die an dieser Stelle nicht umfassend dargestellt und voneinander differenziert werden können (vgl. hierzu Brächter 2014b); ich beschränke mich vielmehr auf die praktische Umsetzung in der Sandspieltherapie. Dabei beginne ich mit Ego-State-Skulpturen in der Elternarbeit. Weitere Anwendungsformen folgen anschließend zu verschiedenen Themenfeldern.

Skulpturen innerer Anteile in der Elternarbeit

In der Elternberatung werden oft Ratschläge für »richtiges« Erziehungshandeln angefragt, die aus systemischer Sicht so nicht erteilt werden können.[8] Teileskulpturen können jedoch hilfreich dafür sein, die eigene Haltung zum Kind zu reflektieren und zu verändern.

Aus dem Teileansatz ergeben sich in der Elternarbeit spannende Fragen: Welche Ego-States treffen aufeinander, wenn Eltern und Kinder Konflikte haben? Welcher Ich-Zustand wird bei den Eltern durch das Symptom eines Kindes aktiviert? Auf welche elterlichen Anteile reagieren Kinder mit ihrem Verhalten?

Einfühlung in Problemanteile des Kindes

Eine erste Variante der Teilearbeit mit Eltern zielt darauf ab, in angespannten Situationen wieder mehr Zugang zum Erle-

8 Kinder sind als lebende Systeme aus systemischer Sicht nicht einseitig »instruierbar«; Veränderungsprozesse können nur angeregt und müssen vom System aufgenommen werden (vgl. Rotthaus 2002).

ben des Kindes zu gewinnen. Die Eltern werden aufgefordert, für eine von ihnen als problematisch erlebte Seite des Kindes eine Tierfigur zu wählen und für sie im Sandkasten eine Umgebung zu gestalten. Im Gespräch beziehe ich mich dabei auf die Besonderheiten und Bedürfnisse des gewählten Tieres; der Abstand zum Alltagsgeschehen erleichtert oft die Einfühlung in die Figur. Im Anschluss kann überlegt werden, wie sich die im Sandbild gefundenen Ressourcen auf den Alltag übertragen lassen. Das Vorgehen ist angelehnt an Peter Allemann (2014).[9]

Herr und Frau N. wählen für ihren Sohn einen kleinen Hund, weil Leon ständig in Bewegung sei und nie zur Ruhe finde. Auseinandersetzungen um verlegte Gegenstände und unerledigte Hausaufgaben bestimmen den Alltag. Den Eltern fällt es zunächst schwer, sich auf das Sandspiel einzulassen. Angeregt durch Fragen, wie kleine Hunde so sind, was sie gern tun und was für sie wichtig ist, gestalten sie im Sand schließlich eine Grasfläche, weil der Hund viel Auslauf brauche. Bei der Mutter, die früher selbst einen Hund hatte, entstehen Bilder, wie er verspielt durch die Gegend springt, Vögeln nachjagt und Stöcke herbeiträgt. Bäume und Sträucher werden hinzugestellt. Die Neugier auf die Umgebung und das Spiel mit anderen Hunden, aber auch Bedürfnisse nach Versorgung und Anbindung an die Menschen werden im Sand sichtbar. Zuletzt stellen sich die Eltern selbst als Figuren mit auf, die den kleinen Hund füttern und zu denen er wieder zurückkehren kann.

In der Reflexion sind die Eltern betroffen, wie stark die eingangs beschriebenen Themen alle anderen Aspekte im Leben ihres Sohnes überlagert haben. Sie blicken wohlwollender auf Leons Bedürfnisse und nehmen sich vor, die Eltern-Kind-Beziehung bewusster von Alltagskonflikten abzugrenzen.

9 Auch die weiteren Formen der Teilearbeit mit Eltern habe ich in der Weiterbildung »Systemische und hypnotherapeutische Konzepte in der Arbeit mit Kindern und Jugendlichen« der Milton Erickson Gesellschaft (MEG) von Peter Allemann kennengelernt. Aufgrund der im Sand bestehenden Darstellungsmöglichkeiten lassen sie sich sehr gut mit Sandspiel verbinden.

Externalisierung der elterlichen Haltung zum Problem des Kindes

Eine Externalisierung mit Tierfiguren ist auch für Ich-Zustände möglich, mit denen Eltern auf Symptome des Kindes reagieren. Zu wem werden sie, wenn sie mit einer für sie schwierigen Seite ihres Kindes konfrontiert sind; welche Gefühle und Handlungsimpulse treten bei ihnen in den Vordergrund? Welche Auswirkungen hat dies auf die Gestaltung der Beziehung zum Kind? Wie ergänzen oder behindern sich dabei die Figuren der Eltern?

Im Elterngespräch kann diesen Fragen mithilfe einer Skulptur innerer Anteile nachgegangen werden. Das Vorgehen eignet sich ebenfalls für den Austausch in Elterngruppen. Auch widerstreitende Impulse in der Haltung zum Kind können ausgedrückt werden.

In einer Elterngruppe suchen die Eltern nach Tierfiguren, die ihre Haltung zur Angst ihres Kindes zeigen. HERR F., einziger Mann in einer Mütterrunde, beschreibt zunächst einen Panther, mit dem er der ängstlichen Seite seines Sohnes begegne. Sven sei in der Schule gemobbt und geschlagen worden, weiche zurück und wehre sich nie. Der Panther fordere ihn auf: »Sei stark! Lass dir so etwas nicht gefallen!« Dies sage er Sven auch als Vater immer wieder; Sven setze diesen Rat jedoch nicht um.

Neben dem Panther steht noch ein kleines Lamm, über das Herr F. zunächst nicht spricht. Auf Nachfrage erzählt er, dass ihm Sven auch leid tue und er sehr mit ihm fühle. Das Lämmchen, das er hierfür ausgewählt hat, bekomme Sven jedoch nie zu sehen. Herr F. nimmt die Figur in die Hand und stellt dar, wie nah er Sven gerne wäre und wie gern er ihn beschützen würde.

Von einer Mutter wird Herrn F. zurückgemeldet, wie wichtig es für Sven sein könnte, diese väterliche Nähe zu spüren und sein Mitgefühl zu erleben. Herr F. schaut länger auf beide Figuren. Er nimmt sich vor, das Lamm in Zukunft weniger hinter dem Panther zu verstecken und im Kontakt mit Sven beide Anteile zu zeigen.

Begegnung von Eltern und Kind in unterschiedlichen Ich-Zuständen

Bei einer dritten, komplexeren Variante der Teilearbeit wird neben einer aktuellen Problemsituation auch eine Ressourcensituation im Familienleben aufgebaut. Begonnen wird mit der Problemsituation. Es wird erfragt, welche inneren Anteile, Gefühle und Handlungsimpulse bei Eltern und Kind in dieser Situation aktiviert werden. Zu wem werden sie, wenn sie beispielsweise Streit haben? Anschließend wird die Situation szenisch gestaltet.

In Anlehnung an Allemann frage ich weiter nach einer schönen Situation, in der es Eltern und Kind miteinander gut geht. Auch für die hierbei aktivierten Ich-Zustände werden Figuren gesucht und in den Sand gestellt; der »Tunnelblick« auf die Problemsituation wird aufgelöst.

Anschließend wird für Eltern und Kind je eine Figur gewählt, die vom Rand des Sandkastens auf beide Szenen blickt (»... eine Figur dafür, wie Sie eigentlich sind, ganz unabhängig von Ihnen als Mutter«). Es bietet sich die Möglichkeit zu einer Arbeit im »inneren Team«, bei dem die verschiedenen Ich-Zustände in einen Austausch treten können. Was könnte die Figur, die mit Abstand auf die Szene schaut, der Elternfigur im Problemzustand raten? Spielerisch kann sich die entspannte Elternfigur aus der Ressourcensituation auch der »Problemfigur« des Kindes nähern und auf neue Art mit ihr umgehen.

Die Gestaltung der Umgebung bietet im Sand zusätzliche Möglichkeiten zum Perspektivwechsel.

Frau T. wählt für ihre Tochter ein grasendes Pferd: In den Sand gestellt, wirkt es jedoch, als lasse es den Kopf hängen. Die Figur passt zu Nora, die mit 16 Jahren ihre Freude an früheren Aktivitäten verloren hat und schlecht schläft. Besorgt um Noras Leistungsfähigkeit in der Schule, stellt Frau T. dem Pferd eine Hundefigur gegenüber: Sie würde das Pferd am liebsten antreiben und wieder »auf den richtigen Weg« bringen. Beim Betrachten der Szene gewinnt die Mutter den Eindruck, dass ihr Hund auch mit lautem Bellen nicht zum Pferd durchdringt und es nicht erreicht.

Als schöne Situationen mit Nora schildert Frau T. Erlebnisse aus dem Urlaub: Beide lieben das Wasser und schwimmen gern; in der Skulptur begegnen sich Mutter und Tochter als Delfine. Aus der Außenperspektive wird der Mutter die spielerische und freie Qualität der zweiten Szene deutlich: Anders als an das Pferd werden an den Delfin keine Erwartungen gestellt.

Angestoßen durch die Skulptur, überprüfen die Eltern im folgenden Elterngespräch ihre Leistungserwartungen an Nora. Die Skulptur wird dabei für den Vater noch einmal aufgebaut. Den Eltern wird deutlich, dass ein Pferd in einem solchen Zustand nicht zu »großen Sprüngen« in der Lage ist. Der Fokus verschiebt sich auf die Frage, was das Pferd brauchen würde, um wieder die Lebendigkeit des Delfins zu spüren. In Einfühlung in seine Bedürfnisse gestalten die Eltern eine ressourcenreichere Umgebung für das Pferd: Im Grünen kann es grasen, aus einer Quelle trinken und wieder zu Kräften kommen. Der Hund verändert sich vom »Antreiber« zu einem Beschützer und Begleiter.

Übersicht: Ego-State-Skulpturen in der Elternarbeit

Einfühlung in Problemanteile des Kindes:

- Für die als Problem erlebte Seite des Kindes eine Figur suchen.
- Eine Umgebung gestalten mit dem Fokus: Was braucht die Figur?
- Anschließend Transfer auf die Bedürfnisse des Kindes.

Externalisierung der elterlichen Haltung zum Problem des Kindes:

- Welche Ich-Zustände werden bei den Eltern durch den Problemanteil des Kindes angestoßen?
- Auch hierfür Figuren suchen.
- Die Auswirkungen auf die Beziehung reflektieren.

Begegnung von Eltern und Kind in unterschiedlichen Ich-Zuständen:

- Gestaltung einer Problem- und Ressourcensituation in demselben Sandkasten.
- In welchen Ich-Zuständen begegnen sich Kind und Elternteil in beiden Situationen?
- Wahl je einer Figur für Kind und Elternteil, die mit Abstand auf beide Szenen blicken.
- Anregung zum Austausch im »inneren Team«.
- Einladung zu Rollenwechseln und Verhaltensexperimenten.

4 Systemisches Sandspiel in besonderen Anwendungsfeldern

4.1 Traumabearbeitung im narrativen Sandspiel

Unterbrechung posttraumatischen Spiels und Traumabearbeitung im Symbolspiel

Sich mit einem fertigen Sandbild zu konfrontieren ist nach Margaret Lowenfeld, »als würde man mit einem Stück Realität zusammentreffen, fast, als ob man unerwartet seinem Spiegelbild begegnete« (Lowenfeld 1979, p. 270, zit. nach Mitchell u. Friedman 1997, S. 48). Durch die Nähe zum präverbalen Erleben scheinen in Sandbildern häufig traumatische Szenen auf, die im Alltagsbewusstsein ausgeblendet und nur im Körpergedächtnis gespeichert waren. Sandspiel bietet jedoch nicht nur einen besonderen Zugang zu traumatischen Erfahrungen, sondern auch einen guten Rahmen für eine Traumatherapie.

Frühe Traumatisierungen bis zum dritten Lebensjahr können nicht in Form von Bildern erinnert werden, im Sandspiel zeigen sie sich in der Atmosphäre der Sandbilder und den Reaktionen des Kindes. Hat ein Sandbild eine nicht fassbare, bedrohliche Ausstrahlung und erstarrt das Kind vor seinem Bild, hilft das auch sonst übliche Vorgehen der narrativen Sandspieltherapie, die Szene in Bewegung zu versetzen. Ein Unterschied liegt im Tempo der Spielbegleitung. Zügiger als sonst rege ich ein Weiterspielen an und unterstütze das Kind aktiver bei der Lösungssuche.

PAULA, 7 JAHRE alt, erschrickt beim Anblick ihres eigenen Sandbilds: Ein Kind übernachtet mit einem Hund in einer Höhle, die vom Einsturz bedroht ist. Paula laufen beim Betrachten Schauer über den Rücken. Als ich frage, wer dem Kind zur Hilfe kommen kann, hat sie sofort eine Idee: Es nähert sich ein Ritter auf einem Pferd.

Die Sandbilder konfrontieren die Mutter mit einer auch von ihr dissoziierten Erinnerung an einen frühen sexuellen Missbrauch durch Paulas Vater, den sie nicht mit Paulas Symptomatik in Zusammenhang brachte. Die weitere Therapie kann hierauf ausgerichtet werden (Brächter 2010, S. 84 f.).

Traumata zeigen sich bei Kindern häufig in Form posttraumatischen Spiels, bei dem sich unter Affektvermeidung immer gleiche Abläufe wiederholen können, ohne das Ende eines Handlungsbogens zu erreichen. Ein solches »Spiel« kann retraumatisierend wirken (Gil 1991; Krüger u. Reddeman 2010).[10] Kommt es im Sandspiel zu traumatischen Reinszenierungen, setze ich einen »Spielstopp« und rege aktiv die Suche nach Hilfsfiguren an. In der Nähe des Sandkastens halte ich Holzklötze und Steine bereit, um Grenzen gegenüber Täterfiguren errichten zu können.

Tina, 7 Jahre alt, hat sexualisierte Gewalt durch einen Jugendlichen erlebt, der abends auf sie und die jüngere Schwester aufpassen sollte. Im Sandspiel gestaltet sie eine Landschaft, in der zwei kleine Katzen miteinander spielen. In einer anderen Ecke des Sandkastens leben Raubtiere. Plötzlich stürzt sich ein Tiger auf eine der Katzen und wirft sie zu Boden. Erschrocken und wie erstarrt blickt Tina auf die von ihr gespielte Szene. Ich frage sie, wer der Katze zu Hilfe kommen und dem Tiger sagen kann, dass er so etwas nicht tun darf. Sie greift nach einem Bären, mit ihm in der Hand wirft sie den Tiger von der Katze herunter.

Auf meine Frage, was die Katze jetzt braucht, holt Tina die Katzenmutter herbei und setzt die Katzen in eine geschützte Ecke des Sandkastens. Der Tiger wird aus dem Kasten entfernt und zwischen hohen Holzwänden eingesperrt, sodass er nicht mehr zu sehen ist; der Bär soll dort Wache halten. Quer durch

10 Ein Wissen über entsprechende Handlungsmöglichkeiten sollte daher meiner Ansicht nach nicht der Psychotherapie vorbehalten bleiben, sondern in allen Kontexten zur Verfügung stehen, in denen Kinder im Spiel traumatische Belastungen zeigen können.

den Sand zieht Tina eine Steinmauer, die die Katzen von den übrigen Raubtieren trennt. Anschließend spielt sie noch länger mit den Katzen, die von der Katzenmutter getröstet und versorgt werden.

Nach einem guten Ausgang kann das Erleben von Sicherheit durch eine begleitende Trance gestärkt werden:

»Die kleinen Katzen sind so froh, dass all das vorbei ist ... Sie kuscheln sich an die Katzenmutter und spüren ihr weiches Fell ... ganz warm und geborgen ... spüren das weiche Gras ... kuscheln sich hinein ... und es ist so schön, sich wieder zu bewegen und miteinander zu balgen ... ganz leicht und warm und frei ...«

Narratives Sandspiel eignet sich besonders für eine Traumabearbeitung. Durch die tranceinduzierende Qualität des Gestaltens ist das Kind emotional mit den verletzten Ich-Zuständen verbunden, die sich im Sandbild zeigen. Gleichzeitig bleibt die traumatische Szene auf der Bühne des Sandkastens, die – an der Seite der Therapeutin – aus sicherem Abstand betrachtet werden kann. Die Instanz des »inneren Beobachters« wird aktiviert, der in der Ego-State-Therapie eine große Bedeutung beigemessen wird. Hinzu kommt eine »kraftvolle Steuerposition« (Gunther Schmidt), in der das Kind selbst Hilfsfiguren in die Hand nehmen und verletzte Figuren in Sicherheit bringen kann.

Das aktive Vorgehen im narrativen Sandspiel unterscheidet sich von der Haltung der klassischen Sandspieltherapie, die auch bei traumatischen Szenen nicht in Sandbilder eingreift. Dort wird angenommen, dass »die Psyche – in einem freien und geschützten Raum – genau das inszeniert, was sie zu ihrer Heilung benötigt« (Pattis Zoja 2012, S. 54). Eine solche Selbstregulation ist jedoch nach Traumatisierungen häufig blockiert. Werden traumatische Szenen reinszeniert, fehlt der Möglichkeitsraum des »Als-ob«, in dem im Spiel neue Lösungen erschlossen werden können. Ohne aktive Distanzierungshilfen bleiben Kinder erneut früherem Opfererleben ausgesetzt; sie können nicht aus Lähmung und Dissoziation hinausfinden. Ist ein ausreichender Abstand hergestellt, gelingt es ihnen hingegen häufig, ihre eigene »Traumageschichte« weiterzuführen und zu einem sicheren Ende zu bringen (vgl. Brächter 2010, S. 194 ff.).

In Verfahren wie der narrativen Expositionstherapie oder der Traumaerzählgeschichte werden Geschichten über ein Tier oder ein Kind erzählt, die Ähnliches erlebt haben wie das betroffene Kind (vgl. Hanswille u. Kissenbeck 2008). Aus sicherer Distanz kann es verfolgen, wie die Geschichte diesmal nicht im schlimmsten Moment abbricht, sondern gut ausgeht. Im narrativen Sandspiel inszenieren Kinder selbst solche Stellvertretergeschichten im Sand. Während des Spiels spreche ich die Ebenen von Gefühlen, Gedanken und Körpererleben an, um zersplitterte Erinnerungsfragmente zusammenzufügen und eine ganzheitliche Verarbeitung zu ermöglichen.

Ist ein Traumanarrativ gut abgeschlossen, zeigen viele Kinder ein Bedürfnis, die Geschichte zu sichern, indem ihr Inhalt noch einmal zusammengefasst wird, und das gute Ende zu bekräftigen:

Lisa, 4 Jahre alt, lässt es nach einem von ihr erlebten gewalttätigen Übergriff im Spiel beinah geschehen, dass eine kleine Ente von einem Hund gefressen wird. Regungslos bleibt sie vor dem Hund liegen. Erst als die Ente durch mein Eingreifen in Sicherheit gebracht ist, scheint Lisa die überstandene Gefahr zu realisieren.

Kurz darauf lässt sie einen Maulwurf aus der Erde auftauchen, der mich an einen dissoziierten Anteil denken lässt. Er fragt, was denn hier oben passiert sei, es sei so laut gewesen. Zusammen mit Lisa erzähle ich ihm, was der kleinen Ente beinah passiert wäre und dass es ihr jetzt gut geht (Brächter 2018b, S. 121 ff.).

In Leas Sandbild sitzt ein Mädchen ganz allein in einem Vulkankrater. Es hatte auf einem Berg gestanden und gesungen, als der Vulkan plötzlich ausbrach. Wie die 8-jährige Lea, die nach einer Frühgeburt längere Zeit isoliert, körperlich eingeschränkt und anschließend weiteren Belastungen ausgesetzt war, muss das Mädchen im Vulkankrater lange warten, bevor Hilfe naht. Als der Vater versucht, es zu retten, bemerkt das Mädchen ihn nicht; er stürzt ab und verletzt sich (Abb. 5).

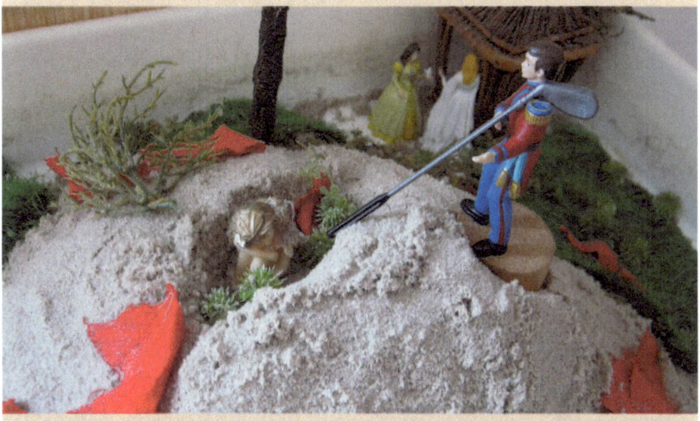

Abb. 5: Allein im Vulkankrater

Die Mutter und die Schwestern hören das Mädchen nicht; Speere regnen auf es herab. Schließlich klettern sie hinauf, entfernen die Speere und helfen ihm heraus.

Als das Mädchen gerettet ist, erlischt der Vulkan. Alle Figuren stehen im Kreis auf dem Berg und erzählen dem Mädchen, was passiert ist (Brächter 2018d, S. 18 ff.).

Übersicht: Vorgehen bei traumatischen Reinszenierungen im Spiel

- Spielstopp!
- Nach einer Hilfsfigur fragen: »*Wer* kann zur Hilfe kommen?« (statt: »Könnte irgendjemand …?«)
- Den Täter konfrontieren: »*Wer* kann … sagen, dass man so etwas nicht tun darf?«
- Die Rettung spielen, dabei möglichst das Kind selbst die Hilfsfigur führen lassen.
- Die bedrohte/verletzte Figur an einen sicheren Ort bringen.
- Eine Grenze zum Täter errichten.

Rettung aus der Traumasituation und Gestaltung einer korrektiven Erfahrung

Die »Arbeit auf der analogen beziehungsweise symbolischen Ebene des Spiels« kann nach Alfons Aichinger (2012, S. 170) »zu einer vollständigen Traumaverarbeitung führen […], ohne dass über das real Erlebte gesprochen wird«. Das konkrete Handeln im Spiel gilt für Kinder noch dazu als sicherer denn imaginative Verfahren (Weinberg 2005, S. 214).

Haben Kinder Zugang zum freien Sandspiel und bringen dabei ihre traumatischen Erlebnisse ein, halte ich eine schonende Traumatherapie auf Symbolebene für die Methode der Wahl. Ist dies nicht der Fall und bleiben Erinnerungen an erlebte Situationen als Flashbacks präsent, können im Sandspiel auch Realereignisse bearbeitet werden (vgl. Brächter 2018b, S. 123 ff.).

Während bei frühen Traumatisierungen, Vernachlässigung oder fortgesetzter Gewalt eher ein offenes, spieltherapeutisch orientiertes Sandspielangebot indiziert ist, eignet sich das im Folgenden beschriebene strukturierte Vorgehen gut bei bewussten und abgrenzbaren Traumata. Ich verwende es auch bei Auslösesituationen für Beschämungen und Ängste unterhalb der Traumaschwelle, die in ihren Auswirkungen auf Kinder oft unterschätzt werden.

Dilan, 8 Jahre alt, bricht in der Schule täglich in Tränen aus, weil sie dort schlecht allein bleiben kann. Ihre Ängste begannen, als der Unterricht einmal unangekündigt früher beendet wurde und sie zu Hause vor verschlossenen Türen stand. Dilan verlor ihre frühere Selbstständigkeit und befürchtet seitdem, ihre Eltern nach der Schule nicht wiederzusehen.

Ich erkläre ihr, dass man manchmal in solchen Schreckensmomenten »stecken bleibt«, wie sie einen erlebt hat, dass wir aber spielen können, wie ihr jemand zur Hilfe kommt und sie aus der Situation herausholt. Dilan hat sofort eine Idee, wen sie gern als Helfer hätte: einen starken Elefanten. Im Sandkasten gestaltet sie einen Ort, an den sie damals gern gebracht worden wäre. Es entsteht ein schönes Land mit einem See, vielen Pflanzen und Tieren.

In einem anderen Sandkasten baut Dilan danach die Szene auf, aus der sie gerettet werden möchte: Sie steht allein vor dem verlassenen Haus, als auch schon der Elefant kommt und sie in das schöne Land trägt. Dort angekommen, findet Dilan wieder Zugang zu ihrem Mut und ihrer Entdeckungsfreude. Bevor sich ihre Figur ins Gras legt und ausruht, zieht sie neugierig durch das Land und schließt Freundschaft mit allen Tieren.

Nachdem Dilan in der weiterführenden Schule gut Fuß gefasst hat, kommt es dort zu einem Rückfall in die früheren Ängste: Von einer Lehrerin wird sie für Dinge beschuldigt, die aus ihrer Sicht nicht zutreffen. Da ihr die erste Sandspielarbeit gut geholfen hat, schlage ich vor, auch diese Situation im Sand zu gestalten. Sie beginnt mit dem sicheren Ort im Sandkasten; die belastende Szene stellt sie anschließend auf einem Tisch nach. Dilan steht der Lehrerin dabei wie gelähmt gegenüber und kann sich nicht äußern. Ein Hirsch und eine Katze kommen als Helfer herbei (Abb. 6).

Die Katze sagt zu ihr: »Ich bin bei dir!«; der Hirsch verteidigt Dilan gegenüber der Lehrerin und trägt sie und die Katze hinüber in das schöne Land (Abb. 7). Ein Zwerg steht dort neben einem Zauberstein, der alles wieder gut machen kann, wenn es dort einmal Probleme geben sollte (Abb. 8). Zum Ausruhen steht ein Bett bereit, an dem Tiger und ein Wildschwein

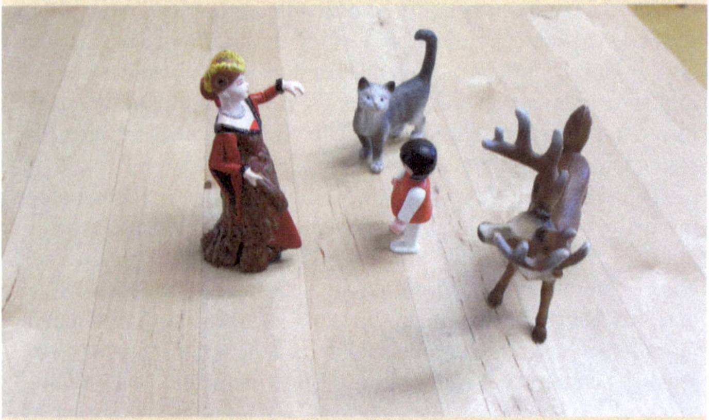

Abb. 6: Katze und Hirsch kommen zur Hilfe

Wache halten. Die anderen Tiere haben etwas Angst vor den Tigern, aber eigentlich sind sie dazu da, alle zu beschützen. Nach dieser Stunde kann Dilan die Schule wieder besuchen, ohne erneut Ängste zu entwickeln.

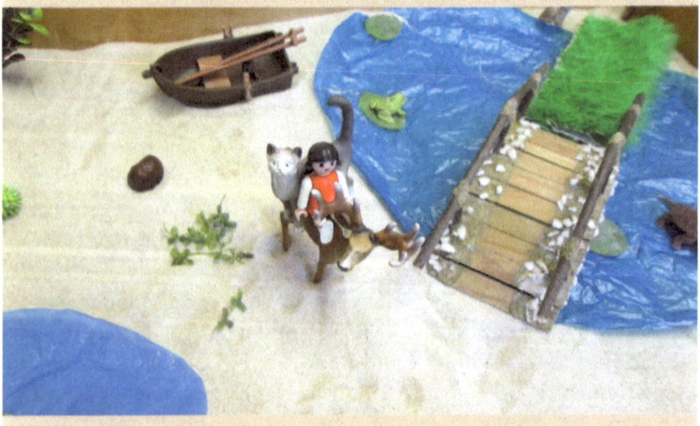

Abb. 7: Ankunft im schönen Land

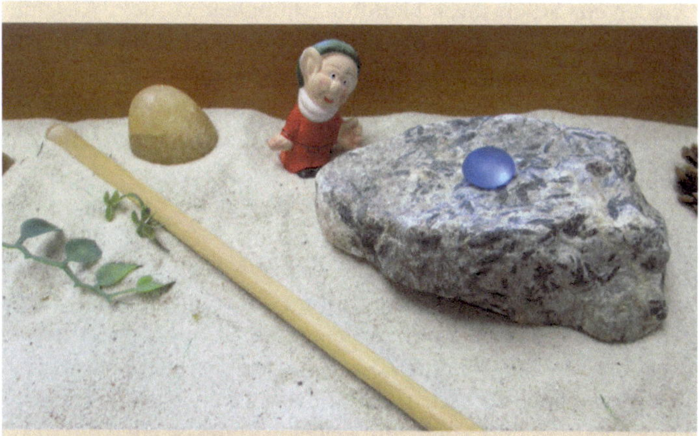

Abb. 8: Der Zauberstein

Bei meinem Vorgehen orientiere ich mich an der Gestaltung einer korrektiven Erfahrung in der Ego-State-Therapie, bei der traumatisierte Ich-Zustände aus der Traumasituation geholt und an einen sicheren Ort gebracht werden. Dabei ist es mir wichtig, den Ablauf zu erklären und die Zustimmung des Kindes einzuholen, bevor mit der Arbeit begonnen wird. Die meisten Kinder greifen die Idee erleichtert auf, dass ihnen jemand zur Hilfe kommen könnte; viele von ihnen verwenden auch viel Sorgfalt auf die Gestaltung des Landes, in das sie gebracht werden möchten und das die Qualität eines »sicheren Ortes« in der Traumatherapie hat. Erst wenn die Hilfsfigur bereitsteht und der Sandkasten als Zufluchtsort präsent ist, wird die Traumasituation aufgebaut. Dabei reicht es aus, sie räumlich kurz zu skizzieren, ohne zu tief in das Erleben einzusteigen. Bevor die Figur des Kindes in die Szene gestellt wird, spreche ich ab, wer die Hilfsfigur spielt und mit welchen Worten sie Position beziehen soll. Meist wird mir diese Rolle übertragen. Teils rege ich an, dass das Kind selbst die Hilfsfigur herbeiruft oder ihr nonverbal ein Zeichen gibt: Kindern, die sich in der Traumasituation nicht bewegen konnten, gibt dies wieder ein Stück ihrer Handlungsfähigkeit zurück. Anschließend wird die Szene so weit angespielt, dass Kontakt zum Traumaerleben entsteht, ohne dass dabei mehr als der »Rand des Traumawirbels« berührt würde (Zanotta 2019, S. 90 mit Bezug auf Levine 1998). Danach wird zügig die Rettung in Angriff genommen.

Am sicheren Ort angekommen, zeigen Kinder sehr unterschiedliche Bedürfnisse. Vielen von ihnen ist es wichtig, ihre Figur mit schützenden Helfern zu umgeben und sie gut zu versorgen; bei anderen steht die Lust im Vordergrund, sich wieder frei zu bewegen und lange zurückgestelltes Verhalten erneut zu erproben. In Fragen und Kommentaren spreche ich verschiedene sensorische Ebenen an, um das Erleben zu verstärken. Dabei berücksichtige ich, auf welchen Sinneskanälen das Trauma vorrangig gespeichert wurde, um es durch neue Erfahrungen zu überschreiben (Mills u. Crowley 1998). Teils geschieht dies auch ohne therapeutisches Zutun, wenn beispielsweise ein Mädchen, das durch »gruselige Musik« an traumatische Erfahrungen erinnert wurde, beim Bau eines Märchenwalds zu summen beginnt (Brächter 2018c, S. 123 ff.).

Beim Ankommen am sicheren Ort überprüfe ich, ob wirklich ein gutes Ende gefunden ist. Scheint mir dies noch nicht erreicht, rege ich eine Weiterführung des Prozesses an. Hierdurch können auch neue Impulse für die Beziehungsgestaltung in einer Familie entstehen.

Ken, 9 Jahre alt, ist zu Therapiebeginn nur schwer erreichbar; im Gespräch wendet er sich ab und antwortet nicht auf Fragen. Das Sandspiel wirkt für ihn wie ein Türöffner; ohne reden zu müssen, zeigt er, wie sehr er die Nähe und Zuwendung seiner Eltern ersehnt. Die Eltern schienen nach einer Trennung stark mit eigenen Themen beschäftigt; dass er in der Schule gemobbt und auch geschlagen wurde, behielt Ken lange für sich. Im Sand entsteht eine grüne Gorillawelt, in der ein junger Gorilla versteckt in einer Ecke sitzt und zu seinen Eltern schaut; schließlich wird er von ihnen gefunden.

Nachdem mehr Kontakt zwischen uns entstanden ist, schlage ich Ken vor, auch die belastenden Erfahrungen in der Schule im Sandspiel anzugehen. Er stimmt zu und wählt Batman als Helfer, der ihn aus einer von ihm erlebten Situation herausholen soll. Zwei Jungen greifen Ken an und schlagen ihn; Batman stellt sich schützend vor ihn, konfrontiert die Angreifer und fliegt mit Ken in eine Landschaft am Meer. Zuvor hat Ken eine Frauen- und eine Männerfigur in diese Landschaft gestellt. Seine Figur bleibt dort jedoch alleine; er hat keine Idee, was ihr jetzt guttun könnte.

Ich frage Ken, ob noch etwas geschehen soll, damit er sich sicherer fühlt. Er greift die Idee auf, eine Mauer um die Jungen zu bauen, damit sie ihm nicht folgen können. Batman stellt er als Wache hinzu. Auf meine Frage, was seine Figur noch brauchen könnte, stürzt er sie kopfüber ins Wasser: Er schwimme gern. Als ich überlege, ob ihm dabei wohl jemand zusieht, rückt Ken die Frauenfigur näher ans Ufer: Seine Mutter schaue ihm zu.

Da die allein im Wasser treibende Figur auf mich noch immer ungesichert und wenig gehalten wirkt, frage ich weiter, was er nach dem Schwimmen gern tun würde. Ken erklärt, jetzt habe er Hunger, nimmt seine Figur und lässt sie Früchte vom Boden aufsammeln, die vom Baum gefallen sind. Auch hierbei ist er noch allein. Auf weitere einfühlende Nachfragen, ob er es bequem genug hat und auch beim Essen allein bleiben möchte, entsteht schließlich ein Abschlussbild, auf dem die Eltern mit Ken am Tisch stehen und gemeinsam essen (Abb. 9).

Auch Ken scheint diese Szene als gutes Ende zu empfinden und möchte sie auf einem Foto festhalten.

Parallel zur therapeutischen Arbeit wird er deutlich zugänglicher und teilt sich den Eltern mehr mit. Für ihn ist es eine stärkende Erfahrung, dass sie sich in der Schule gemeinsam für ihn einsetzen.

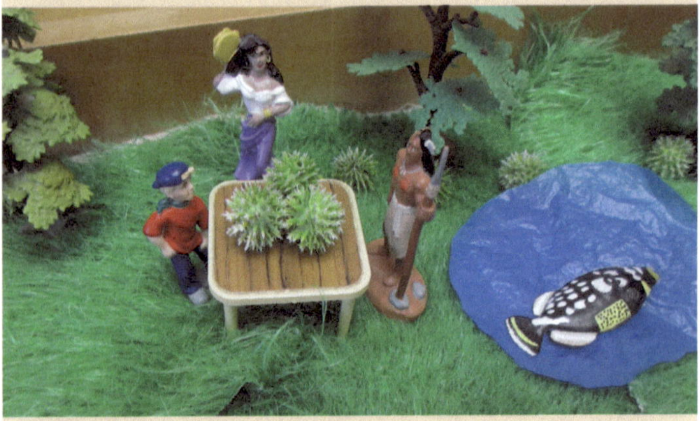

Abb. 9: Das gute Ende

Die Rettung aus einer Traumasituation kann auch zusammen mit den Eltern inszeniert werden. Wird ihnen dabei die Rolle der Hilfsfigur zugewiesen, übe ich mit den Eltern vorab eine »Konfrontation der Täterfiguren« ein, damit sie klar und entschieden Position beziehen können. Für Kinder und Eltern kann die gemeinsame Auflösung der Traumasituation eine stärkende Erfahrung sein.

Liz, 6 Jahre alt, möchte nicht mehr allein zur Schule zu gehen, seit zwei Männer sie auf dem Heimweg in ihr Auto locken wollten. Liz reagierte gut und ging einfach weiter, leidet seitdem jedoch unter Ängsten.

Beim Nachspielen im Sand möchte sie, dass ihr Vater als Hilfsfigur zu ihr kommt. Zuvor hat sie im Sandkasten einen schönen Ort am Wasser gestaltet, an dem sich die Familie in der Freizeit gerne aufhält. Ich spreche mit Liz und ihrem Vater ab, was er zu den Männern im Auto sagen soll. Liz schlägt vor, dass er in einem besonderen Fahrzeug kommt, mit dem sie wegfliegen und im Wasser landen können. Sie wirkt sehr aufgeregt, als sie ihre Figur am Auto vorbeiführt. Ihr Vater taucht jedoch schnell auf und sagt den Männern klar und deutlich, dass man Kinder so nicht ansprechen darf. Anschließend fliegen die beiden davon. Beim Ankommen am sicheren Ort schlägt Liz mit ihrem Vater zum »High five« ein; beide strahlen sich an.

Übersicht: Gestaltung einer korrektiven Erfahrung für Realsituationen (nach dem Konzept der Ego-State-Therapie)

- Das Vorgehen erklären, Zustimmung einholen.
- Eine Figur suchen, die zur Hilfe kommen kann.
- Einen sicheren Ort (schönes Land) im Sandkasten gestalten.
- Die Hilfsfigur bereitstellen; eventuell ein Signal vereinbaren, mit dem sie vom Kind gerufen wird.
- Die Traumasituation räumlich kurz skizzieren (im anderen Sandkasten oder auf einem Tisch).
- Vorbereiten, wer die Hilfsfigur spielt und was sie sagen kann.
- Die Traumaszene kurz anspielen und die Rettung spielen.
- Die Figur an den sicheren Ort bringen, versorgen, feiern ...

4.2 Arbeit mit destruktiv wirkenden Ich-Zuständen im narrativen Sandspiel

Unterbrechung endloser Kämpfe und Umgang mit fixierten destruktiv agierenden Ich-Zuständen im Sandspiel

Sandspieltherapie ermöglicht es Kindern, auch Emotionen zu zeigen, die in ihrem sozialen Kontext unerwünscht sind und die im haltgebenden Rahmen des Sandkastens eine Begrenzung finden. Hierzu gehört der Ausdruck aggressiver Impulse. Um eine Einschätzung zu gewinnen, was ein Kind mit ihnen verbindet, achte ich auf Gefühle, die bei mir in der Spielbegleitung entstehen. Manche Kinder nutzen das Sandspiel in einer lustvollen Atmosphäre, um »endlich einmal« kämpfen zu können. In anderen Sandbildern zeigen sich bedürftige Ego-States, die – wie Raubtiere nach einer Hungersnot[11] – um ihr Überleben ringen. Aggressives Verhalten im Alltag kann für die Eltern nachvollziehbarer werden, sodass sie besser hierauf eingehen können. Ängstlichen Kindern ermöglicht das Probehandeln im Sand, bisher zurückgehaltenen, expansiven Bedürfnissen Ausdruck zu verleihen: Für einen hungrigen Hai kann es dabei nötig sein, ein ganzes Boot voller Menschen umzuwerfen, bevor im Spielverlauf gute Lösungen für alle entstehen können (Brächter 2010, S. 37 ff.).

Im Traumakontext zeigen sich im Sandspiel auch destruktiv wirkende Ego-States, die eine aktive therapeutische Rahmung erfordern und bei denen das Spiel teils auch unterbrochen werden muss:

> »Traumatisierte Kinder können endlos über Wochen oder Monate erschreckende gewaltsame oder sexuelle Inhalte ausspielen, in den aggressiven Mustern der Täter-Opfer-Umkehr verharren, ohne dass die ›heilsame Kraft‹ des Spiels sichtbar wird, ohne dass es zu einer Verarbeitung oder einer Persönlichkeitsentwicklung kommt« (Aichinger 2012, S. 175 f.).

Destruktiv agierende Ich-Zustände entstehen aus der Sicht der Ego-State-Therapie zu dem Zweck, das Überleben zu sichern und Bindungsbedürfnisse zu befriedigen. Bei Misshandlungen durch Bezugspersonen kann es für ein Kind lebensnotwendig sein, ihre Taten zu rechtfertigen, um sie weiter als »gut« imaginieren zu können. Kinder übernehmen abwertende Aussagen über ihre Person, um sich nicht völlig verlassen zu fühlen (Peichl 2007; Krüger u. Reddemann 2010).

Im Sandspiel zeigen sich solche Ich-Zustände in Gewaltszenen, in denen Figuren gequält oder auf brutale Weise getötet werden. Kinder, die traumatisiert wurden, haben in solchen Spielszenen oft den Kontakt zum traumaassoziierten Ich-Zustand verloren und sind einseitig mit der Täterrolle identifiziert. Werden Sandbilder in Bewegung versetzt, kann ein Unterbre-

11 Vgl. Bens Fallbeispiel in 2.2.

chen der Spielhandlung wichtig sein, damit Retraumatisierungen verhindert werden. Nach dem Konzept der traumaorientierten Spieltherapie (Weinberg 2005) setze ich »Spielstopps« und drücke Einfühlung in die Position der Unterlegenen aus, um Kinder wieder mit abgewehrten traumaassoziierten Anteilen in Kontakt zu bringen. Orientiert am Kinderpsychodrama (Aichinger 2012, S. 181) gebe ich Anregungen in den Spielverlauf hinein, um Kinder aus einer »Täter-Identifikation« in eine »Retter-Identifikation« (ebd.) zu bringen. Aus einer starken Rolle heraus können sie sich dann um eigene verletzte Anteile kümmern (Brächter 2010, S. 131 ff.).

Bleibt ein Kind in einem Zustand von Hyperarousal auf Kampfhandlungen fixiert, um sich vor erwarteten Bedrohungen zu schützen, wechsele ich die Spielebene und biete ihm ein Rollenspiel an. Dabei wähle ich bevorzugt eine Position an seiner Seite, um stellvertretend eine sichernde Funktion einzunehmen und es aus seiner Fixierung zu lösen. Oft entsteht Zugang zu eigenen verletzten Anteilen, die aufgrund des größeren Abstands leichter im Sandkasten darstellbar sind.

Marco, 7 Jahre alt, wählt nach einer Geschichte von Vernachlässigung und Gewalt ausschließlich die Rolle eines starken, mit Waffen ausgestatteten Kämpfers, in der er ständig um sich schießt. Als Mitkämpferin an seiner Seite führe ich die Idee einer »Wachablösung« ein, damit er ausruhen und neue Kräfte sammeln kann. Marco erklärt, dass dies nicht möglich sei; die Gefahr für ein Kind, das er beschützen muss, sei zu groß. Auf meine Anregung, für das Kind einen sicheren Ort zu schaffen, wendet sich Marco dem Sandkasten zu. Während ich seine Waffen in der Hand halte und die Grenzen sichere, entsteht im Sand eine Szene großer Verlassenheit: Völlig allein liegt ein Baby in einer Krippe auf einem Berg.

Einen Moment lang verharrt Marco vor dem Gebauten und betrachtet die Szene. Er scheint zu erfassen, dass die Grundbedürfnisse des Babys nach Kontakt, Nähe und Spiegelung in keiner Weise befriedigt sind. Er stellt einen Spiegel neben die

Krippe, damit es sich wenigstens selbst sehen kann und nicht ganz allein ist. Damit es auch etwas hören kann, stellt er ein Grammofon hinzu (Brächter 2017, S. 112).

Tranceartig anmutende, gleichförmige Kämpfe, die mit einer Geräuschkulisse aus Computerspielen unterlegt sein können, unterbreche ich, indem ich das Kind als Regisseur seiner Sandbildgeschichte anspreche: Hat es noch Kontrolle darüber, wie die Handlung weitergeht, oder hat sie sich verselbstständigt? Ich versuche, die Kämpfe zu kontextualisieren und Motive zu erfassen: Worum wird gekämpft? In Kommentaren schlage ich Schichtwechsel und Ruheplätze vor, um das Spiel anzureichern und zu transformieren. Gelingt dies nicht, bringe ich durch aktives Mitspielen Anregungen in das Spiel hinein. Hierbei orientiere ich mich am Vorgehen der Kinderorientierten Familientherapie (KOF), bei der sich Kind und Therapeutin mit Stellvertreterfiguren im Sand begegnen (Reiners 2013).

Exkurs: Kinderorientierte Familientherapie (KOF)
Auch in der Kinderorientierten Familientherapie, die das narrative Sandspiel sehr gut ergänzt, wird meist der Sandkasten als Spielfläche genutzt (Brächter u. Reiners 2018). Ausgangspunkt von Spielhandlungen sind hierbei jedoch keine zuvor gebauten Sandbilder; das Spiel beginnt vielmehr mit der Begegnung von Stellvertreterfiguren, für die an unterschiedlichen Stellen des Sandkastens ein Zuhause errichtet wird. Kind und Therapeutin wählen jeweils eine Menschen- und eine Tierfigur, zwischen denen reflektierende Dialoge über die Mitspielenden möglich sind. Ziel ist es, in eine »gemeinsame Handlung« zu kommen. Im Unterschied zu manchen spieltherapeutischen Ansätzen wird darauf geachtet, dass die Stellvertreterfiguren nicht verletzt oder getötet werden. Reicht es nicht aus, Figuren durch Zäune zu schützen, werden angreifende Figuren mit der Hand zurückgehalten.

Die vergleichsweise kurzen Spielsequenzen werden in der Kinderorientierten Familientherapie gefilmt und anschließend ausgewertet. Schon das erste Spiel von Kind und Therapeutin findet in Anwesenheit der Eltern statt und wird beim Folgetermin mit den Eltern reflektiert. Dabei werden Parallelen zum Alltag besprochen und Ziele für die folgenden Spieleinheiten bestimmt, bei denen sich Eltern und Kind im Sand begegnen. Die Therapeutin ist mit einer eigenen Alter-Ego-Figur hierbei ebenfalls präsent, um das Spiel zu begleiten und Grenzen zu sichern. Auch das Spiel von Kind und Eltern wird gefilmt und mit den Eltern ausgewertet, und der Ablauf wird fortgesetzt, bis die besprochenen Ziele erreicht sind.

Zum gemeinsamen Spiel nach KOF gehe ich vor allem über, wenn Kämpfe im Sand kein Ende finden oder Kinder mit autistischen Zügen gleichförmigen Handlungsabläufen verhaftet bleiben. Mein Mitspielen kündige ich dabei vorher an.

Robin, 8 Jahre alt, lässt im Sand scheinbar endlos Armeen aufeinandertreffen. Als sich in seinem Spiel keine Veränderung zeigt, bereite ich ihn darauf vor, dass ich beim nächsten Mal mitspielen möchte. Um an sein Spiel anzuschließen, wähle ich für mich keine Frauenfigur mit Begleittier, sondern auch mehrere kämpfende Figuren. Modellhaft baue ich für sie eine Burg, in die sie sich zurückziehen können. Robin fällt es zunächst schwer, die Grenzen meiner Burg zu akzeptieren, sodass ich sie mit meinen Händen umfassen muss, um sie vor seinen Angriffen zu schützen. Schließlich entsteht auch für seine Kämpfer eine erste Verteidigungsmauer.

In den folgenden Stunden verwendet Robin viel Zeit darauf, sich eine Burg zu errichten und sie auszugestalten: Im Inneren entsteht eine Schatzkammer, auf dem Hof wachsen Heilkräuter, Zielscheiben zum Bogenschießen werden aufgebaut. Aus der Sicherheit der eigenen Grenzen heraus können erste Begegnungen entstehen. Ein Durchbruch ist erreicht, als Robins Ritter erstmals ihre Burg verlassen und eine Einladung zum Essen annehmen (Abb. 10).

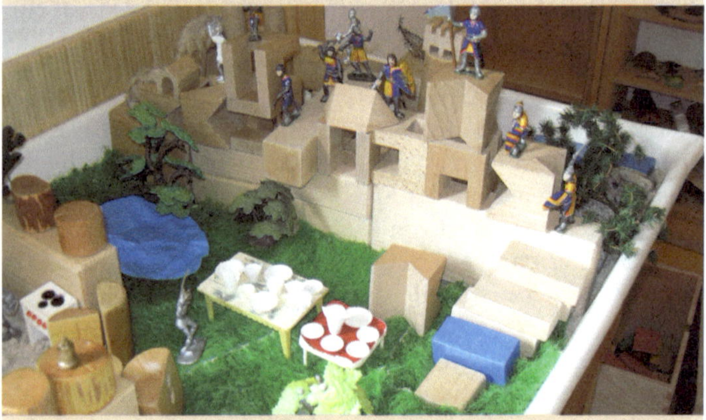

Abb. 10: Die Ritter verlassen die Burg

Im Verlauf werden die Spielhandlungen komplexer. Robin kann sich vor allem auf ein gemeinsames Spiel einlassen, wenn meine Figuren in Gefahr geraten und er ihnen helfen kann. Meine kranke Königin versorgt er mit Heilpflanzen; Schiffbrüchige werden von einem Krokodil gerettet, das in seinem Burggraben Wache hält. Auch Kampfhandlungen werden spielerischer: Erdmännchen stehlen die Waffen der Gegner; Eichhörnchen werfen von der Burgmauer Nüsse herab. Nur ein Dinosaurier bleibt angekettet, weil er manchmal noch gefährlich ist und die Ritter töten will. Er hört jedoch auf die anderen Tiere, die ihn dann sofort davon abbringen (Brächter 2018, S. 140 f.).

Übersicht: Umgang mit fixierten destruktiv agierenden Ich-Zuständen im Spiel

Unterbrechung endloser Kämpfe:

- Den Kontext erfragen: Worum wird gekämpft?
- Schichtwechsel/Ruheplätze anregen.
- Das Kind als Regisseur der Geschichte ansprechen: Wie soll sie enden?

- **Übergang zur Kinderorientierten Familientherapie. Konzept:**
- Kind und Therapeutin wählen je eine Menschen- und Tierfigur und gestalten deren Zuhause.
- Ziel ist es, in eine gemeinsame Handlung zu kommen.
- Die Stellvertreterfiguren dürfen nicht verletzt oder getötet werden.

Integration ins narrative Sandspiel zur Auflösung fixierter Kampfspiele:

- Das Mitspielen mit eigenen Figuren vorher ankündigen.
- Modellhaft eigene Figuren schützen.
- Schmerz und Trauer ausdrücken; Verletzte versorgen.
- Das Kind durch eigene Spielbeiträge von einer Täter- in eine Retterrolle bringen (Aichinger 2012).

Skulpturtechniken bei destruktiv wirkenden inneren Anteilen

Kinder, die nach erlebter Gewalt aggressive Impulse nicht kontrollieren können, befinden sich oft in isolierten Außenseiterpositionen. Sie erleben immer wieder, wie sich andere von ihnen abwenden; Rückzug und Selbstabwertung verstärken sich. Sandbilder vermitteln häufig eine starke Traurigkeit und ein großes Bedürfnis nach Zugehörigkeit. In Sandbildgeschichten kann es gelingen, hiermit verbundene Ich-Zustände zu erreichen und sich wieder verbunden zu fühlen.

Ron, 6 Jahre alt, stellt dar, wie ein Igel allein im Gebüsch sitzt. Er hat keine Freunde, weil sich alle an seinen Stacheln stechen. Die anderen Tiere sehen gar nicht, dass er ein Igel ist; sie denken, er sei ein Stein. Wenn sie dann auf ihn treten, erschrecken sie und laufen davon. Sie sehen auch seine Krone nicht: Eigentlich ist der Igel ein König; er hat aber seine Krone verloren. Traurig sieht der Igel den Tieren hinterher. Sein Sandbild nennt er: »Der einsame Igel«.

Ich teile Ron mit, wie schade ich das für den Igel finde, dabei hat er seine Stacheln doch nur zu seinem Schutz. Auf die Frage, welches Tier am ehesten bemerken könnte, dass er lebendig ist und niemanden verletzen will, entscheidet sich Ron für einen Fuchs. Vorsichtig lässt er ihn näherkommen, Igel und Fuchs beschnuppern sich. Dann ruft der Fuchs die anderen Tiere herbei. Stellvertretend für den Igel erzähle ich ihnen seine Geschichte. Die Tiere werden seine Freunde. Gemeinsam suchen sie die Krone und bringen sie dem Igel zurück (Abb. 11).

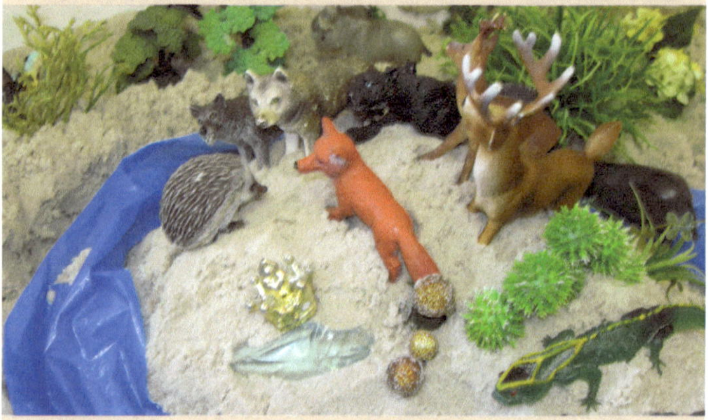

Abb. 11: Der einsame Igel

Sind Kinder einseitig mit aggressiv agierenden Ich-Zuständen identifiziert, eignet sich auch eine Arbeit mit Skulpturen des inneren Teams, bei der ihnen ressourcenreichere Ich-Zustände zur Seite gestellt werden (Brächter 2014a, S. 61 ff.). Für Kinder kann es entlastend sein zu sehen, dass es an ihnen auch andere Seiten gibt, beispielsweise einen »Tierfreund«. Um solche Seiten aufzuspüren, frage ich nach: »Wie bist du noch?« Mit Resignation verbundenes Problemverhalten und negative Selbstzuschreibungen können gemindert werden.

HANNO, 8 JAHRE alt, leidet nach Gewalt in der Familie unter Aggressionsausbrüchen. Sich selbst bezeichnet er abfällig als »Schläger«, den er durch einen Cowboy mit gezückter Pistole darstellt. Gezielt suchen wir nach Seiten, die er sonst noch an sich kennt. Ihm fällt ein, dass er gern mit anderen teilt; diese Eigenschaft nennt er »Sozialamt« und stellt einen Mann im Anzug in die Skulptur. Da er gern in Haus und Garten hilft, kommt noch ein »praktischer Helfer« hinzu. Zum Schluss lasse ich ihn nach einem »Chef« seines inneren Teams suchen. Hanno wählt einen Ritter auf einem Pferd, der die Skulptur weit überragt.

Im Gespräch wird die gute Absicht des »Schlägers« deutlich, Hanno zu schützen. Dabei agiert er jedoch auf eine Art, die Hanno schadet. Wie »ferngesteuert« wird der »Schläger« aktiviert, wenn ihm jemand auf bestimmte Art entgegentritt. In der Skulptur wird dies durch eine Schnur symbolisiert, an der ein Gegner ziehen kann: Automatisch bewegt sich die Cowboyfigur.

Hanno möchte die Schnur zum »Schläger« durchtrennen und schneidet sie durch. Für ihn ist es erleichternd zu sehen, wie dieser Anteil jetzt in sein inneres Team eingebettet ist. Der Chef könnte ihn zukünftig zurückhalten, da er besser den Überblick bewahrt.

Von einer einmaligen Skulpturarbeit ist nach einer langen Gewaltgeschichte keine nachhaltige Verhaltensänderung zu erwarten, zumal die Schnur auf Traumatisierungen verweist, die vom jeweiligen »Gegner« angetriggert werden. Sie kann jedoch zu einer Orientierung im inneren System und einem besseren Selbstbild beitragen (Brächter 2010, S. 100 f.).

Begegnen mir bei älteren Kindern und Jugendlichen selbstabwertende Äußerungen, rege ich die Frage an, ob hierbei Stimmen aus der Vergangenheit wirksam sind. Ich schlage vor, für diese Stimmen eine Figur zu suchen. Anschließend kann sie in einer Skulptur genutzt werden, in der die Gegenwart von der Vergangenheit abgegrenzt wird.

Yasmin, 17 Jahre alt, wählt nach einer von Gewalt geprägten Kindheit für ihren selbstabwertenden Anteil eine Zorro-Figur. Ich stelle ihr das Konzept vor, dass solche Anteile ursprünglich in guter Absicht entstanden sind, aber oft nicht mitbekommen, was sich seitdem verändert hat. Yasmin geht davon aus, dass auch Zorro nichts von ihrem heutigen Leben weiß.

Im Sand stellt Yasmin dar, was sie in ihrem Leben inzwischen erreicht hat. Zuvor zeichnet sie selbstvergessen eine Spirale in den Sand, die sie länger betrachtet. Anschließend fügt sie Figuren für ihre Freundinnen hinzu, ein Pferd, auf dem sie in der Nähe der Wohngruppe reitet, einen Schreibtisch für ihre Ausbildungspläne und eine männliche Figur, die ausdrücken soll, wie sie sich eine zukünftige Beziehung vorstellt.

Bevor sie Zorro in den Sand stellt, grenzt Yasmin ihr heutiges Leben durch eine hohe Mauer von ihm ab. Das Tor zur Gegenwart wird von einer starken Kämpferin bewacht; unter ihrem Schutz wird es für Zorro geöffnet, sodass er hineinschauen kann (Brächter 2018e, S. 142 f.).

Im Anschluss an eine solche Skulpturarbeit kann überlegt werden, welche wichtigen Funktionen der bisher destruktiv wirkende Anteil ursprünglich übernommen hat und welche neuen Aufgaben heute für ihn passender erscheinen. Häufig ändern die Anteile hierbei ihren Namen und ihre Gestalt.

Silvia Zanotta (2018) beschreibt eine solche Veränderung eines destruktiv wirkenden Anteils im Sandspiel, der ein Mädchen dazu brachte, übermäßig Süßigkeiten zu essen. Nachdem die Auslösesituation geklärt, ein daran beteiligter Lehrer entmachtet und für alle anderen Anteile des Mädchens Sicherheit geschaffen ist, kann für den Anteil eine neue Aufgabe gefunden werden: Statt sie zum Naschen zu drängen, hilft er ihr beim Vokabellernen.

Übersicht: Ego-State-Skulpturen mit destruktiv wirkenden Ich-Zuständen

Integration aggressiv agierender Ich-Zustände in das innere Team:

- Den aggressiv agierenden Anteil externalisieren.
- Nach anderen Anteilen suchen: Was tut das Kind gern, was kann es gut, was ist an ihm besonders?
- Auch hierfür Figuren finden.
- Die Figur eines »Chefs« hinzustellen (erhöhte Beobachterposition gegenüber den inneren Anteilen).
- Die »gute Absicht« des bisher aggressiv agierenden Anteils herausarbeiten, neue Aufgaben für ihn suchen.

Skulptur mit destruktiv wirkendem »inneren Kritiker«:

- Konzept erklären: Der Anteil ist in guter Absicht entstanden, das Kind zu schützen.
- Damit die (misshandelnde) Bezugsperson für das Kind »gut« bleiben konnte, hat es deren Botschaften übernommen (»Ich bin schlecht«).
- Idee: Den »Kritiker« schauen lassen, wie der/die Jugendliche heute lebt.
- Dabei eine Schutzgrenze einbauen, damit das heutige System nicht überrollt und entwertet werden kann.
- Auch für ihn nach neuen Aufgaben suchen.

4.3 Narratives Sandspiel in Trauerprozessen

Die besondere Qualität des Sandspiels liegt darin, Themen zu erschließen, für die sich nur schwer Worte finden lassen. Hierzu zählt auch der Umgang mit Trauer. Sandbilder können mit Verlusterfahrungen konfrontieren, die in der familiären Kommunikation tabuisiert wurden; sie bieten Raum, der Trauer Ausdruck zu verleihen und sie zu teilen (vgl. Heinzel-Junger 2018). Arbeitet man mit zwei Sandkästen, bietet das Setting besondere Möglichkeiten, den Abschied von einem Verstorbenen zu gestalten und sich mit der Frage auseinanderzusetzen, wohin er gegangen ist. Trauer, Wut, Sehnsucht und Verlassensein können in Bildern gezeigt und mit der Therapeutin geteilt werden. Neben dem schmerzhaften Verlust kann im Sand auch die fortbestehende innere Verbindung Ausdruck finden.

Der Ausdruck von Trauer im freien Sandspiel

Viele Kinder nutzen die Ausdrucksmöglichkeiten des Sandspiels spontan, wenn sie einen aktuellen Verlust erlebt haben. Sie sind oft mit der Frage beschäftigt, wo die verstorbene Person jetzt ist und wie es ihr geht. Hierfür eigene Bilder zu finden kann sehr tröstlich sein. Das Sandspiel ermöglicht es, sich in einem haltgebenden Rahmen mit Gefühlen von Verzweiflung und Schmerz zu zeigen und gleichzeitig der Liebe zum Verstorbenen Ausdruck zu verleihen.

LINA, 9 JAHRE alt, hat ihre Katze verloren, die am Vortag gestorben ist; aufgrund vieler belastender Erlebnisse in ihrem Leben war sie ihr besonders wichtig gewesen. Im Sand stellt Lina dar, wie sie jetzt allein neben den leeren Katzennäpfen sitzt und trauert. Ein Gefühl von Verlorenheit geht von der Szene aus (Abb. 12).

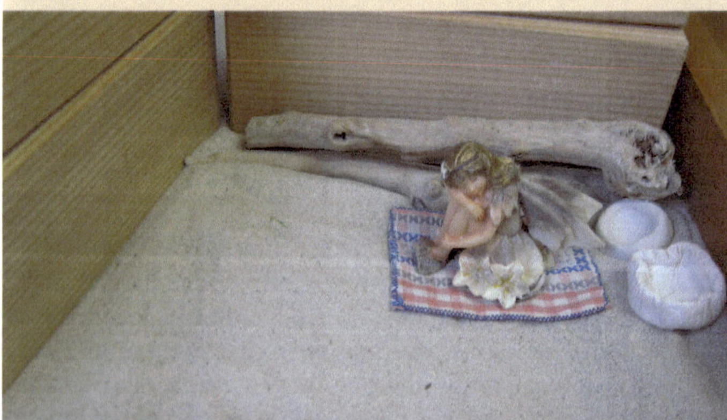

Abb. 12: Die Katze fehlt

Neben Linas Zimmer steht die Familie im Kreis um ein blumengeschmücktes Grab, in das Lina einen Spiegel einlässt: Es ist ein Portal, durch das die Katze in den Katzenhimmel gegangen ist. Im zweiten Sandkasten gibt es an der gleichen Stelle einen Ausgang, aus dem sie in den Katzenhimmel tritt. Er ist grün gestaltet und voller Blumen, der Name der Katze ist zur Begrüßung in den Sand geschrieben. In der Mitte des Sandkastens führt eine Brücke über einen Fluss. Dahinter warten schon andere Katzen. Freundlich schauen sie Linas Katze entgegen, wie sie die Brücke überquert (Abb. 13).

Wirkte Lina zu Beginn sehr angespannt und in sich zurückgezogen, kommt sie beim Gestalten des Katzenhimmels in Fluss. Unter Tränen lächelt sie auch. Nach dem Bauen sagt sie, dass es ihr schon viel besser gehe.

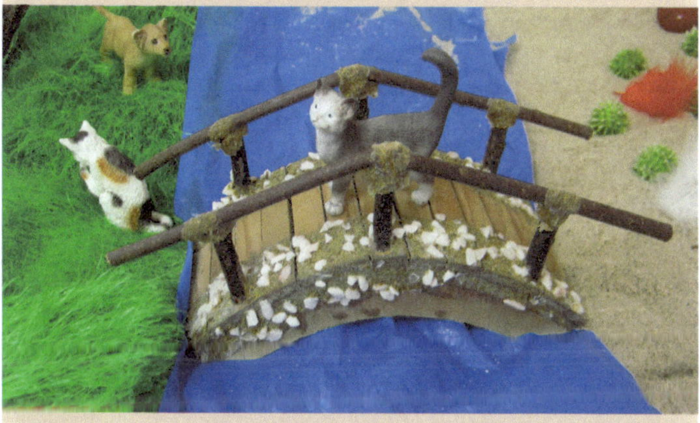

Abb. 13: Ankunft im Katzenhimmel

Kinder trauern oft anders als ihre Eltern und anders, als es von den Eltern erwartet wird. Ausbrüche von Ärger und Wut, Rückzug und oppositionelles Verhalten werden teils nicht als Ausdruck von Trauer verstanden. Sandspieltherapie kann Eltern und Kindern helfen, hierüber ins Gespräch zu kommen und sich auch mit schwierigen Gefühlen zu konfrontieren.

Pierre, 8 Jahre alt, gerät oft mit seiner Mutter in Konflikte, seit sein Vater gestorben ist. In einer Familienskulptur stehen sich die beiden als Hund (Pierre) und Katze (Mutter) gegenüber. Der Vater steht als Hase schräg hinter der Katze.

Bei der Gestaltung der Umgebung wird das Thema deutlich: Während die Katze den Hasen erreichen kann, ist dem Hund ein Weg zu ihm versperrt. Beim Weiterbauen entsteht auch für den Hund ein solcher Weg; der Hase erhält einen eigenen Platz in einer Ecke des Sandkastens. Als der Weg zu ihm fertig gebaut ist, setzt Pierre Hund und Katze blitzschnell zum Hasen, der Hund lehnt sich an ihn. Die Katze erhält ein großes Stück Fleisch.

Während des Bauens ist das Land grün und bunt geworden. Blumen säumen die Wege, bunte Steine leuchten und sollen an Schönes im Leben erinnern. Auch weitere Tiere sind hinzugekommen: Verwandte und Freunde, die Pierre wichtig sind. Probehalber stellt er Hund und Katze noch einmal zurück auf ihre alten Plätze; auch zwischen ihnen ist ein neuer Weg entstanden.

Das Bild von Hund und Katze beim Hasen erinnert mich an den Ort der Begegnung mit Verstorbenen bei Roland Kachler (2017). Im Verlauf der Therapie baut Pierre viele solcher Orte in den Sand, an denen er dem Vater nah sein kann. Da der Vater das Wasser sehr geliebt hat, liegen die Orte meist an Flüssen oder Seen. Pierre betrachtet lange, wie er dort mit Vater und Mutter sitzt, und nimmt die Bilder in sich auf. Sie stärken ihn im Umgang mit dem schmerzhaften Verlust, der in anderen Sandbildern auch zum Ausdruck kommt. Ein Krokodil steht für die Auseinandersetzung mit seiner Wut; in anderen Sandbildern scheint er sich fast in seiner Trauer zu verlieren: Ein Taucher sinkt allein tief hinab auf den Grund eines Sees, während alle anderen am Ufer stehen und zuschauen. Einsamkeit und Verzweiflung werden deutlich spürbar. Längere Zeit schauen wir gemeinsam auf die Szene, dann teile ich mit, wie froh ich bin, dass der Taucher seine Tauchausrüstung bei sich hat. Pierre stimmt zu, dass der Sauerstoff noch lange reicht. Schließlich lässt er den Taucher wieder nach oben kommen.

Beim letzten Sandbild sitzt die Familie noch einmal zusammen am Ufer, während der »Fluss des Lebens« weiterfließt. Am Rand des Flusses sind alle wichtigen Menschen symbolisiert, die Pierre im Leben weiter begleiten.

Die Gestaltung eines Ortes der Begegnung mit dem Verstorbenen (nach Kachler 2017)

In der narrativen Therapie hat Michael White (2005) ein Trauerkonzept entwickelt, in dem es darum geht, die Beziehung zur verstorbenen Person wieder in das eigene Leben einzugliedern.

Statt sie im Sinne eines endgültigen Abschieds zu kappen, regt White an, die Beziehung durch Erinnerungen an gemeinsame Erfahrungen zu beleben und den Verstorbenen als inneren Ratgeber am Leben teilnehmen zu lassen *(Saying »hullo« again)*. In eine ähnliche Richtung zielt der hypnosystemische Traueransatz von Roland Kachler (2017). Auch hier wird die schmerzhafte Bewältigung des Verlusts durch die Vorstellung ergänzt, dass die innere Beziehung zum Verstorbenen weitergeführt werden kann. Der imaginäre Ort der Begegnung mit dem Verstorbenen bietet hierfür einen besonderen Raum.

Kinder greifen das Angebot gern auf, im Sand einen solchen Begegnungsort zu gestalten. Wichtig ist mir dabei, vorab die Eltern zu informieren, was in der Stunde geschehen wird. Das Treffen am Begegnungsort bietet die Möglichkeit, noch offene Themen und Fragen anzusprechen, zu erzählen, was in der Zwischenzeit passiert ist, Wünsche und Rat einzuholen oder einfach etwas zusammen zu tun. Ich präsentiere ihn als Ort, an dem man sich nach dem Treffen wieder voneinander verabschiedet, an den man aber in der Fantasie jederzeit zurückkehren kann.

Jakob, 6 Jahre alt, gestaltet einen schönen Platz am See, zu dem sein Großvater und er mit Flugzeug und Fahrrad anreisen. Sie setzen sich auf eine Bank unter einen großen Baum. Jakob erzählt, dass er jetzt in die Schule geht und was er dort erlebt hat. Nach einiger Zeit schläft der Großvater ein. Jakob geht schwimmen und ertrinkt fast, weil er zu tief ins Wasser geht, sein Opa wird aber noch rechtzeitig wach und rettet ihn. Anschließend setzen sie sich an einen Tisch, von Jakob zuvor sorgfältig gedeckt, und essen Kuchen.

Nach der Rettung aus dem See bleibt die Szene ruhig und friedlich. Krankenwagen und medizinische Geräte, die zuvor bereitgestellt waren, müssen nicht genutzt werden. Möglicherweise werden die erschreckenden Szenen überschrieben, die Jakob vor dem Tod des Großvaters noch mitbekommen hat. Für ihn ist die Stunde im Nachhinein besonders wichtig; er erzählt noch lange davon und wird deutlich ruhiger (Brächter 2018, S. 137 ff.).

Übersicht: Ort der Begegnung mit dem Verstorbenen im Sand
(nach Roland Kachler)

- Einen (Fantasie-)Ort gestalten, an dem man sich gern mit dem Verstorbenen treffen würde.
- Idee: die innere Verbindung aufrechterhalten.
- Begegnung der beiden Figuren.
- Möglichkeit, Fragen zu stellen, zu erzählen, was man in der Zwischenzeit erlebt hat, etwas zusammen zu tun …
- Abschied und Rückkehr in die unterschiedlichen »Welten«.
- Option ansprechen, sich erneut am Begegnungsort zu treffen.

4.4 *Narratives Sandspiel bei Trennung und Scheidung*

Loyalitätskonflikte und eigene Positionierung in Sandbildgeschichten

Sandspieltherapie bietet Kindern auch bei einer Trennung der Eltern die Möglichkeit, ihre Sorgen und Gefühle in einem geschützten Rahmen auszudrücken. Die hierbei entstehenden Sandbildgeschichten sind oft sehr eindrucksvoll. Wenn gesichert ist, dass sie nicht gegen den jeweils anderen Elternteil verwendet werden, können Sandbilder den Eltern helfen, ihren Fokus wieder stärker auf die Bedürfnisse des Kindes zu richten. Viele Bilder vermitteln einen Eindruck innerer Zerrissenheit; in manchen Sandbildgeschichten gelingt es Kindern aber auch, sich trotz der sie umgebenden Konflikte des eigenen Werts zu vergewissern und eigene Positionen zu beziehen.

FINN, 9 JAHRE alt, gestaltet im Sand einen Streit zwischen zwei Einhörnern. Beide haben Verstärkung geholt und sind kurz davor, einen Kampf zu beginnen. Ungeschützt steht ein kleines Einhorn in der Kampflinie und fürchtet sich. Beide Einhörner sagen, sie seien die Mutter des Einhorns und wollen es haben, es sei ihr Kind (Abb. 14).

Schlaue Vögel können den Streit klären und beenden. Es ist wirklich das Kind beider Einhörner. Eins ist seine Mutter, das andere ist sein Vater. Er hatte nur gedacht, er sei auch eine Einhornmutter, weil sein Horn kürzer war als das der Frau. Der Kampf lässt sich noch gerade rechtzeitig stoppen, beinah hätte ein Tiger schon zu kämpfen begonnen. Danach verlässt die Einhornfamilie das dunkle Land, weil sie nicht mehr dort frieren will. Sie zieht um in ein schönes Land, wo sie mit vielen Pferdefreunden zusammen leben kann.

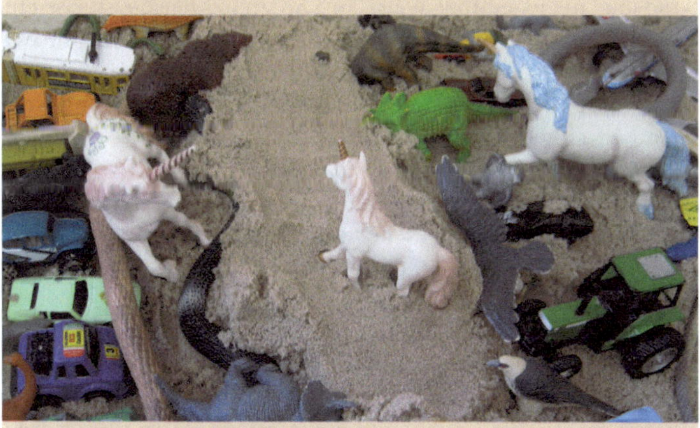

Abb. 14: Der Kampf um das Einhorn

LARS, MIT 8 JAHREN der Ältere von zwei Geschwistern, inszeniert einen Kampf zwischen verfeindeten Ländern, der aus zwei Sandkästen geführt wird. Obwohl beide Länder reich sind, wollen ihre Herrscher auch die Schätze des anderen Landes besitzen. In einem langen Krieg wird in beiden Ländern viel zerstört.

Nach einiger Zeit frage ich Lars, ob die Geschichte denn ewig so weitergeht. Daraufhin erzählt er mir ihre Fortsetzung: Eines Tages wirft einer der Herrscher, die sich um das Geld streiten, Samen auf das andere Land. Daraus wachsen zwei »prächtige Bäume«. Sie fragen sich: »Worum geht hier eigentlich dieser Krieg? Geht es etwa um Bäume? Dann sind wir aber viel wert! Hört doch mal auf mit der Schießerei!«

Die Herrscher hören zwar nicht auf die Bäume, aber das Grün breitet sich weiter aus. Auch im anderen Land wachsen Bäume – sprechende Bäume, die protestieren. Monate später sind die Kampfanlagen von Gras überwachsen; nichts funktioniert mehr. Der Krieg kann endlich aufhören.

Bei hochstrittigen Trennungen wird oft versucht, von Kindern eine Positionierung gegen den anderen Elternteil zu erzwingen. Ihre Verbundenheit mit diesem Elternteil drücken Kinder im Sandspiel oft in subtiler Weise aus: So grenzt beispielsweise ein Naturschutzgebiet, in dem ein Kind gern leben würde, direkt an eine Bahnstation, die den Berufsbereich des Vaters markiert; es ist auch nur von dort zu erreichen. Sandbilder mit solchen Mitteilungen werden Eltern oft in einer Form zugänglich gemacht, in der sie nicht nur von einem Elternteil verwendet werden können: Statt dass das Sandbild im Anschluss an die Stunde dem gerade anwesenden Elternteil gezeigt wird, sollen beide Eltern es (bzw. Fotos hiervon) in einem gemeinsamen Elterngespräch sehen.

Ist ein Kind stark in die Loyalität zu einem Elternteil eingebunden und verengen sich hierdurch seine Perspektiven, kann es nötig sein, sich im Sandspiel auch gegen seine Lösungsrichtung zu stellen. Hierbei beziehe ich keine eigene Position, sondern hinterfrage die sich reproduzierenden Wahrnehmungsmuster.

Mario, 10 Jahre alt, inszeniert im Sand immer wieder Angriffe durch einen besonders mächtigen Anführer, der anschließend auf brutale Weise vernichtet wird: Er wird in den Sand gestampft, bis nichts mehr von ihm zu sehen ist.

Nach stark eskalierten Auseinandersetzungen leben Marios Eltern getrennt. Das dabei im Kontext von Streit und Verletzung gezeigte Verhalten schreibt die Mutter dem Vater als Wesensart zu. Marios Kontakt zum Vater ist abgerissen; er kann nicht überprüfen, ob er sich ihm gegenüber heute anders verhalten würde. Inzwischen empfindet er jeden Versuch einer Annäherung als bedrohlich.

Als sich ein Ritter einem Indianerstamm nähert, um herauszufinden, ob die Indianer Schätze gefunden haben, wird auch er als Angreifer wahrgenommen und sofort getötet. Ich verlasse daraufhin die Symbolebene und teile Mario mit, dass ich gerade an seinen Vater denke: Vielleicht möchte er ja auch nur sehen, wie sich sein Sohn entwickelt hat, wenn er auf Mario zukommt? Weiterhin hinterfrage ich, woher die Indianer wissen konnten, dass der Ritter in feindlicher Absicht kam: Sie haben zuerst geschossen.

Mario teilt mir mit, dass der Häuptling zuvor schlechte Erfahrungen mit dem Ritter gemacht habe. Die meisten Indianerstämme schlossen sich daraufhin dem Kampf an. Ein Stamm sei ihm aber ferngeblieben: Er habe selbst nichts Schlechtes mit dem Ritter erlebt.

In den folgenden Sandbildgeschichten erkennt Mario leichter die Wechselwirkungen in den Handlungen der Kämpfer; die äußerst brutalen Szenen kommen zum Ende. Zwischen einem Dinosaurierskelett und einem Soldaten entsteht schließlich ein Spaßkampf, wie ihn Mario möglicherweise gern mit seinem Vater erleben würde (Brächter 2010, S. 68 f.).

Teilearbeit mit Tierfiguren im Sand (nach Alfons Aichinger)
Im Sandspiel lässt sich in Trennungs- und Scheidungssituationen auch ein Vorgehen nutzen, das Alfons Aichinger im Kinderpsychodrama entwickelt hat (Aichinger 2014). Hierbei werden zunächst Tierfiguren für das Kind und die (ausrei-

chend) fürsorglichen Seiten der Eltern gewählt, im Fallbeispiel ein Huhn und ein Löwe. Anschließend werden kleine Exemplare der Elternfiguren hinter die Figur des Kindes gestellt: Wohin es auch geht, es hat stets das kleine Huhn (für den guten Mutterteil) und den kleinen Löwen (für den guten Vaterteil) bei sich. Die Arbeit zielt darauf ab, dass sich sowohl das kleine Huhn vom Vater als auch der kleine Löwe von der Mutter akzeptiert fühlen können.

Mithilfe der Tierfiguren kann das Kind vorspielen, wie es sich in den verschiedenen Phasen der Trennung gefühlt hat. Dabei lässt sich gut zeigen, dass Äußerungen des Kindes von dem Ich-Zustand abhängen, der im Erleben gerade dominiert:

> »›Ich will nicht zum Vater‹ kann so eine Aussage des in seinem Selbstwert verletzten, gekränkten Ich-Zustandes des Kindes sein oder des Teiles, der sich nicht von der Mutter trennen kann oder der von der Mutter gebunden ist. Der andere Ego-State, der Sehnsucht nach dem Vater hat, kommt nicht zu Wort.
>
> Und wenn ein Kind den Vater nicht besuchen will, stellt sich die weitere Frage: Zu welchem Teil des Vaters will das Kind wohl nicht?« (Aichinger 2014, S. 181)

Aichinger differenziert die »guten Elternteile« weiter von verletzten und wütenden Partnerteilen und lässt auch sie durch Tierfiguren symbolisieren. Gewalttätig gewordene oder suchtkranke Elternteile müssen meist zunächst auf Abstand gebracht werden, bevor sich Kinder auf die Suche nach einer positiven Elternfigur einlassen können.

Das Konzept lässt sich gut auf das Sandspiel übertragen. Hierzu teile ich den Sandkasten in zwei Hälften, in denen Familienskulpturen für das Leben beim Vater und bei der Mutter gestaltet werden können. Oft zeigt sich sehr eindrücklich, welchen Platz die kleinen Vater- und Mutterfiguren des Kindes beim jeweils anderen Elternteil einnehmen. Geht es ihnen dort nicht gut, können die Skulpturen umgestaltet werden, damit ihre Bedürfnisse besser erfüllt werden.

Das Setting hilft Eltern dabei, sich jeweils auf die eigene Seite des Sandkastens zu fokussieren. Verlieren sie sich in Vorwürfen gegen den jeweils anderen Elternteil, kann die Aufmerksamkeit wieder darauf zurück gelenkt werden, wie in der eigenen Sandkastenhälfte eine schönere Umgebung entstehen kann.

Mit hochstrittig getrennten Eltern führe ich diese Arbeit im Einzelsetting durch; im Sandkasten bleibt dann eine Hälfte frei. Eine Brücke auf der Grenze kann daran erinnern, dass sich das Kind zwischen beiden Seiten hin und her bewegt.

Neben der Gestaltung guter Orte lässt sich überlegen, wie den drei Tierfiguren der Weg über die Brücke erleichtert werden kann und was die Eltern ihnen hierfür mitgeben können.

Übersicht: Teilearbeit mit Tierfiguren im Sand
(nach Alfons Aichinger)

- Tierfiguren für Kind und Eltern wählen (bezogen auf ihren fürsorglichen Elternteil).
- Anteile für gewalttätiges Verhalten, Sucht etc. vorher externalisieren und Abstand herstellen.
- Kleine Exemplare der Elternfiguren hinter die Figur des Kindes stellen.
- Gute Elternteile und verletzte Partnerteile bei Bedarf differenzieren, auch hierfür Tierfiguren wählen.
- Den Sandkasten teilen, Grenze mit Übergang gestalten.
- Bau von Familienskulpturen in beiden Hälften.
- Welchen Platz haben die kleinen Elternfiguren beim jeweils anderen Elternteil?
- Reflexion und Umgestaltung der Skulpturen.
- Bei hochstrittiger Trennung: Einzelarbeit in der jeweils eigenen Hälfte des Sandkastens.

5 Wenn kein gutes Ende zu finden ist

5.1 *Geschichten des Überlebens*

Sandbilder in Bewegung zu bringen ist im narrativen Sandspiel keine Standardintervention. Offenbart ein Sandbild etwas, das noch nie erzählt wurde und mit Scham besetzt ist, kann es passender sein, das Bild stehen zu lassen und seinen Inhalt mit dem Kind zu teilen. Die zu schnelle Anregung einer Veränderung könnte als Abwertung verstanden werden.

Stockt die Arbeit im Sand, sollte überprüft werden, ob im Sandbild schwierige, vom Kind nicht veränderbare Lebenssituationen dargestellt sind. Gelingt es nicht, problembehaftete Sandbilder in Bewegung zu versetzen, kann dies ein Hinweis darauf sein, dass Probleme nur in einem größeren Kontext lösbar sind. Statt auf der Ebene des Einzelsandspiels nach einer Lösung zu suchen, kann es anstehen, das Setting zu verändern und familientherapeutisch zu arbeiten. Möglicherweise sind auch eine therapeutische Unterstützung einzelner Elternteile, Paartherapie oder aufsuchende Hilfen dafür nötig, Veränderungen im Umfeld des Kindes zu bewirken. Sicherheit im Alltag hat Vorrang vor Therapie.

Einen Fokus auf Veränderungen im umgebenden System zu legen bedeutet nicht, dem Kind eine therapeutische Begleitung zu entziehen; es ändert sich jedoch die Ausrichtung der Sandspieltherapie. Mir ist in diesem Zusammenhang eine Anregung wichtig, die Konrad Grossmann (2003) in die narrative Therapie eingebracht hat: Er unterscheidet zwischen »Geschichten der Progression«, in denen in oft kurzen Therapieverläufen innere Blockaden überwunden werden können, und »Überlebenserzählungen«, die eine Bewältigung schwieriger Lebenssituationen zum Thema haben. Sandbilder bieten oft Zugang zu Szenen, die solche Lebenssituationen spiegeln. Sie mitzutragen und Kindern emotional beizustehen halte ich mit Bezug auf die

Resilienzforschung für das Kernstück der protektiven Rolle, die ein außenstehender Erwachsener für ein Kind einnehmen kann.

Sandspieltherapie mit Kindern psychisch erkrankter Eltern
»Geschichten des Überlebens« werden in der Sandspieltherapie oft von Kindern psychisch kranker Eltern inszeniert. Im Sandspiel können sie Gefühle ausdrücken, die angesichts der Belastung ihrer Eltern sonst von ihnen zurückgehalten werden. Sandbilder ermöglichen es daneben auch, sich der Symptomatik der Eltern metaphorisch anzunähern: Oft finden sich in den Bildern Motive von Treibsand, in dem man versinken kann; Landschaften verdorren oder werden überflutet; Lebewesen wird so heiß, dass sie zu verbrennen drohen und Abkühlung brauchen.

Kinder neigen manchmal dazu, Symptome ihrer Eltern zu übernehmen, möglicherweise, um ihnen nah zu sein oder ein Gefühl von Kontrolle über nicht nachvollziehbare Verhaltensweisen zu gewinnen. Finden sie im Sand Bilder für die psychische Erkrankung der Eltern, können sie sich in deren Symptomatik einfühlen, ohne sie selbst zu entwickeln. Sandbildgeschichten handeln anschließend davon, wie ein Umgang mit den Herausforderungen gelingen kann. Angesichts der fragilen Thematik nutzen Kinder oft Distanzierungstechniken, um Abstand zum Geschehen zu halten. Tauchen sie zu tief ein, kann die Dichte des Erlebens durch Spielstopps und Nachfragen reduziert werden.

JUREK, 8 JAHRE alt, hat eine plötzliche Krise seines Vaters erlebt, die zu einem Psychiatrieaufenthalt führte. Seine Sandbilder thematisieren den Einbruch von Bedrohlichem in friedliche Szenen. Zur Abstandsregulierung nutzt er dabei anfangs die Technik einer »Geschichte in der Geschichte«: Ein Film wird gedreht, in dem eine Gruppe von Menschen die Wüste durchquert. Darunter ist auch eine Familie mit Kindern. Die Wüstenlandschaft wirkt karg und unheimlich, aber die Menschen sind sich sicher, gut anzukommen. Plötzlich nähern sich bewaffnete Kämpfer. Was zunächst zur Filmhandlung zu gehören scheint, erweist sich als real: Nur knapp können die Menschen gerettet werden. Anschließend gestaltet Jurek für die Familie eine Landschaft am Strand, in der sie sich von ihrem Schrecken erholt; dabei kann er auch selbst wieder entspannen.

Nachdem seine erste Sandbildgeschichte gut ausging, rekonstruiert Jurek in den folgenden Wochen im Sand die in der Familie erlebten Veränderungen. Aneinander anschließende Sandbilder spiegeln die Phasen, die er bei der Bewältigung des Geschehens durchlebt. Ich nehme Anteil an diesem Prozess und verzichte auf Lösungsanregungen. Als Momentaufnahmen bleiben die Sandbilder am Ende der Stunden stehen; zusammen bilden sie eine Fortsetzungsgeschichte, die im letzten Sandbild zum Abschluss kommt:

In einem Land, in dem man vor nichts Angst haben musste, entsteht plötzlich Treibsand; Menschen und Tiere drohen zu versinken. Versuche des Löwenkönigs, dies aufzuhalten, schlagen fehl. Dort, wo früher das Paradies war, wird das Land unbewohnbar. Menschen und Tiere retten sich auf eine Insel, für die aller Sand des Kastens aufgetürmt wird. Lange stehen sie reglos am Hang, um nicht abzustürzen – dies entspricht Jureks Verhalten zu dieser Zeit, in der er viele frühere Aktivitäten eingestellt hat, um dem Vater nah zu sein. Von Sandbild zu Sandbild entsteht nach und nach mehr Land um die Insel herum, bis Menschen und Tiere wieder das Festland erreichen können. Geholfen hat, dass die Kinder das Paradies in Erinnerung behielten (Brächter 2010, S. 179 ff.).

Leben Kinder allein mit einem psychisch erkrankten Elternteil oder bestehen zusätzlich Paarkonflikte, sind sie besonders gefährdet, parentifizierte Positionen einzunehmen. Parallel zur Unterstützung auf Realebene kann das Sandspiel ihnen helfen, ihre Rolle im Familiensystem neu auszurichten. Ängste, Sorgen und Schuldgefühle können thematisiert werden. Auch wenn im äußeren System noch keine Veränderung sichtbar ist, kann die Erlaubnis entstehen, sich abzugrenzen und eigene Interessen und Bedürfnisse zu verfolgen.

Markus, 12 Jahre alt, gestaltet im Sand ein Bild der »Familie Verrückto«, einer fiktiven Familie, die einem Computerspiel nachempfunden ist. Dennoch trifft es sein Erleben der Familienatmosphäre, die von Elternkonflikten und psychischen Krisen der Mutter geprägt wird.

In seinem Sandbild bauen die Eltern hoch aufragende Türme, mit denen sie gegeneinander konkurrieren. Als der Turm des Vaters einstürzt, nutzt die Mutter die heruntergefallenen Bausteine, um ihren Turm noch höher werden zu lassen. Er kann nur stehen bleiben, solange Markus ihn stützt.

Kinder tauchen in Markus' Beschreibung der Familie nicht auf. Als ich ihn frage, wie es ihnen in der Nähe der einstürzenden Türme geht, erfahre ich, dass Kinder sich dort nichts bauen können: Sie bekämen einen Herzinfarkt. Angeregt durch meine Frage, wendet sich Markus dem zweiten Sandkasten zu. Erneut imaginiert er ihn als Computerbildschirm; für die Kinder entsteht dort ein eigener, in sich abgeschlossener Ort, »die Welt der Kinder«, in der sie allein zurechtkommen und in der schon Babys allein auf sich aufpassen.

Überlebenserzählungen konfrontieren oft mit Szenen, die Einsamkeit und Verzweiflung zum Ausdruck bringen. Enden Sandbildgeschichten mit solchen Bildern, ist es mir wichtig, Kinder vor Abschluss der Stunde wieder aus ihrem Zustand herauszuholen. Im zweiten Sandkasten kann für Figuren ein geschützter Ort gestaltet werden, auch wenn er nicht im Verlauf einer Geschichte erschlossen werden konnte. Reicht die Zeit hierfür nicht aus oder scheint dies passender, kann zu einer ganz anderen Aktivität gewechselt werden, die dem Kind Freude bereitet, bei der es sich bewegt und seine Stärke spürt.

Ich suche mit Kindern auch nach Objekten, die ihnen versichern, dass wir uns wiedersehen und sie ihre Geschichte fortsetzen können.

TIMO, 7 JAHRE alt, lässt sein erstes Sandbild mit einer großen Dürre enden; auch die letzten Überlebenden vorausgegangener Kämpfe mussten das Land verlassen. Zusätzlich zur psychischen Erkrankung der Mutter bestehen zwischen den Eltern häufig Konflikte.

In der folgenden Therapiestunde schickt Timo einen Kundschafter auf die noch leere Sandfläche, um zu prüfen, ob man sich dort niederlassen kann; dazu müsste er Spuren früheren Lebens entdecken. Gemeinsam überlegen wir, woran man solche Spuren erkennen könnte. Timo legt einen Dinosaurierknochen in den Sand, den er aus Ton selbst herstellt.

Der Knochen wird für Timo zu einem Hoffnungssymbol: Auch nach wiederholten Kämpfen, gefolgt von Dürre oder Überflutung, zeigt er, dass weiterhin Leben möglich ist. Im Therapieraum sicher für ihn aufbewahrt, zeigt er auch, dass die therapeutische Beziehung nicht abbricht. Timo kann mir mitteilen, wie sich sein Leben manchmal angefühlt hat, ohne Angst, damit allein zu bleiben.

Nachdem auf Elternebene mehr Entspannung entstanden ist und ich sein Sandspiel lange genug mitverfolgt habe, kann Timo die Zyklen von Kampf und Zerstörung hinter sich lassen. Auf einen entfernten Planeten verlegt, thematisiert ein Sandbild die psychische Erkrankung der Mutter. Dabei entstehen Bilder für die besonderen Überlebensressourcen, die Kinder in schwierigen Lebenslagen benötigen und oft auch besitzen:

Roboter starten als Astronauten zu einem unbekannten Planeten. Durch einen Meteoriteneinschlag gerät einer von ihnen aus dem Takt; mit verwirrten Schaltkreisen stürzt er zu Boden. Ihm wird zu heiß, sein Metall muss sich abkühlen. Fast hätte es einen Brand gegeben.

Die »falsche Taktung« auf dem Planeten bewirkt auch, dass Tierkinder dort besonders schnell wachsen. Die Astronauten stellen fest: »Diese Tiere sind nicht nur übermenschlich groß, sondern auch übermenschlich stark!« In der Nähe bekommt ein Ei Risse, aus ihm schlüpft ein junger Dino. Viele Jahre vergehen, und viel entwickelt sich. Der Astronaut ist längst repariert; der kleine Dino wächst zu einem großen Saurier heran.

Gegen Therapieende gestaltet Timo eine Nachbeelterungsszene für eine kleine Echse, die ihre Eltern verloren hat. Ein Papagei kommt zu ihr, der schon ihren Vater kannte, und zeigt ihr die Welt: wie man Spinnen fängt und seine Zähne benutzt. Er erzählt auch von dem Stein, an dem sich der Vater der kleinen Echse gewärmt hat und wie heiß der werden konnte. Sie lernt, wie man jagt, und wärmt sich an dem Felsen auf. Wie zuvor den Vater pflegt der Papagei die Echse, damit kleine Insekten ihr nicht den Panzer zerfressen.

Hypnotherapeutische Möglichkeiten in der Spielbegleitung
Zeigen sich in Sandbildern Szenen von Verzweiflung und Hoffnungslosigkeit, können bestärkende Kommentare Kindern Zuspruch geben. Hiltrud Bierbaum-Luttermann (2018) beschreibt, wie sich auch in solchen Situationen »gute Elternbotschaften«[12] an die Identifikationsfigur des Kindes richten lassen:

> »[...] und da war keiner, der gesagt hat, ›Hey, wo bist du, mein Junge, komm her zu mir, ich schütze dich und achte auf dich [...]‹, keiner, der ihm geholfen hat, das ganze Chaos und die Verwirrung zu ordnen, als da die Eltern plötzlich weg sind und alles fremd aussieht, so als ob nichts mehr ist, wie es war« (Bierbaum-Luttermann 2018, S. 39).

Einleitungen wie »... und da war keiner, der gesagt hat ...« oder »... und es wäre so gut gewesen, wenn da einer gesagt hätte ...« bestätigen die Erfahrung des Kindes, allein gewesen zu sein und keine Unterstützung erfahren zu haben; sein Erleben wird gewürdigt und anerkannt. Gleichzeitig kann es die positiven Aussagen aufnehmen, die an diese Wendungen angehängt werden.

Bestärkende Botschaften lassen sich auch in einer eingestreuten Trance in Spielszenen hineinsprechen. Sie werden

12 »Good-parent-messages« nach Rosenberg und Kitaen-Morse (1966).

dabei aus der Perspektive eines Dritten an das Kind gerichtet, durch einen Adler, der herbeifliegt, oder durch Sonne und Mond, die einen im Leben immer begleiten.

> »Hallo, kleine Schnecke, ja, genau du, dich meine ich. Ich habe dich die ganze Zeit nicht aus den Augen gelassen. Ich schaue nach dir … Ich behüte dich und wärme dich … Ich helfe dir auf, wenn du stolperst, und freue mich, dich wachsen zu sehen … Ich liebe dich und kann deine innere Kraft spüren … Ich nehme dich an … und nehme deine Liebe und deine Sorgen an … auch deine Traurigkeit und deine Freude … Ruh dich aus, kleine Schnecke, ich behüte deinen Schlaf …« (Bierbaum-Luttermann u. Mrochen 2019, S. 115).

Kinder können in ausweglos erscheinenden Situationen auch gestärkt werden, indem die Therapeutin mit einer eigenen Figur in das Spiel hineingeht. Die Figur lässt sich zum Beispiel mit folgenden Worten einführen:

> »Dann bemerkt der Indianer den Ritter, der sich erst einmal neben ihn setzt und seufzt und mit dem Indianer fühlt dort zwischen den Trümmern. Wirklich ein Chaos, und alles sieht anders aus, echt verwirrend und verlassen« (Bierbaum-Luttermann 2018, S. 39).

Nehmen Kinder die Einführung einer beschützenden Figur nicht an und sind in ihrem Spiel schwer zu erreichen, schlagen Bierbaum-Luttermann und Mrochen (2019) ein transderivationales Spielen vor: Parallel zum Spiel des Kindes wird hierbei eine eigene Spielhandlung begonnen, die sich auf sein Spiel bezieht.[13] Während ein Mädchen beispielsweise darstellt, wie sich Eltern ihren Kindern gegenüber bedrohlich und unberechenbar verhalten, beginnt der Therapeut eine Krankenhausszene, in der ein Kind dies durch ein Fenster mitverfolgt. Als das Kind Angst vor den Eltern im Nachbarhaus bekommt, erzählt ihm seine Mutter eine Bärengeschichte, in der sich Bärenkinder in einer ähnlichen Situation Hilfe holen und mit

13 Im Sandspiel kann ein solches Spiel im zweiten Sandkasten begonnen werden.

den Bäreneltern gesprochen wird. Betroffene Kinder beziehen solche Spielinhalte teils auf sich und machen Vorschläge, wie das Spiel weitergehen soll (Bierbaum-Luttermann u. Mrochen 2019, S. 161 f.).

Dialogisches Mitspielen im narrativen Sandspiel
Kinder bei Überlebenserzählungen zu begleiten bedeutet nicht nur ein Mitschwingen in ihren Geschichten, sondern auch eine aktive Suche nach Ressourcen, die nicht immer leicht zu finden sind. Während Kinder im narrativen Sandspiel ihre Sandbildgeschichten in der Regel selbst spielen und die Figuren bewegen, begleite ich Geschichten des Überlebens öfter mit einer eigenen Spielfigur. Im dialogischen Spiel lassen sich leichter Ressourcen anregen, die nicht im Sandbild vorhanden sind; neue Perspektiven können im gemeinsamen Handeln erschlossen werden.

Häufiger als sonst fragen Kinder in solchen Fällen auch selbst nach einem aktiven Mitspielen. Ist dies der Fall, lasse ich mir beschreiben, welche Figur ich spielen und was weiter geschehen soll. Im Verlauf der Geschichte suche ich anschließend nach »Öffnungen«, die dem Spiel eine neue Wendung geben und die Figur des Kindes stärken können.

TIM, 6 JAHRE alt, baut in seinem ersten Sandbild eine »gefährliche Fläche«. Mitten in der Wohnung, in der seine Figur »Tim« lebt, kann man im Sand versinken. Tim fordert mich auf, mitzuspielen und die Figur eines »Kumpels« zu übernehmen. Auf meinen Vorschlag hin begrenzen wir die Fläche mit Steinen, damit niemand aus Versehen hineintritt. Später wirft ein Zauberer eine Zauberkugel auf die Fläche, sodass wieder fester Boden entsteht.

Tims Mutter leidet an Depressionen und hat das Haus teils kaum verlassen; die Eltern waren früher auch sehr um Tim besorgt. Seine Sandbilder spiegeln diese Erfahrungen, die Handlung bleibt zunächst auf den Grundriss einer Wohnung begrenzt. In diesem Szenario entsteht auch Tims nächste Geschichte. Diesmal können sich »Tim« und sein Kumpel aus eigener Kraft aus dem Treibsand befreien. Ein Tausendfüßler kriecht vorbei und verbrennt sich an einem Lagerfeuer; »Tim« holt schnell eine Badewanne herbei, in der er sich abkühlen kann.

Danach richtet sich »Tim« in der kargen Umgebung ein »schönes Haus« ein. Neben seinem Bett schlafen eine Wespe, eine Fliege und ein Krebs; sie alle sind Freunde von »Tim« und passen aufeinander auf. Neben dem Bett steht eine Lampe, damit man nachts keine Angst haben muss, und eine Teekanne. Darin wohnt ein Geist. Wenn man die Kanne auf den Boden stellt, kann man sich selbst in einen Geist verwandeln und wegfliegen, falls Gefahr droht. In der Nähe des Hauses gibt es Schatzsteine, die »Tim« selbst gesammelt hat. Er hat auch die Knochen eines alten Dinosauriers gesammelt, um sie zu Knochenmehl zu verarbeiten. Es lässt alles besser wachsen. Tim kommentiert sein Sandbild zufrieden mit den Worten, es sei wichtig, »auch in einer grauen Welt fröhlich zu sein« (Abb. 15).

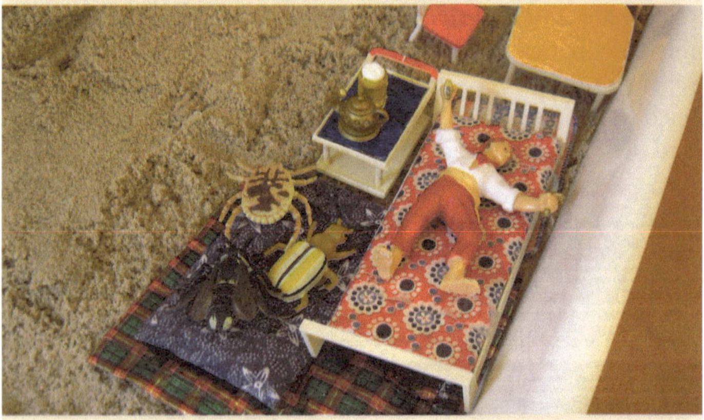

Abb. 15: »Tims« schöner Ort

Ich erfahre von all diesen Ressourcen, weil ich mich bei jedem der Objekte dafür interessiere, wozu es nützlich ist. Als ich überlege, wovon sich »Tims« Freunde wohl ernähren, hat Tim die Idee, für ihr Futter Beete anzulegen. Die Sandbilder werden grüner. Später verlagert sich die Handlung auch nach draußen in ein Land, in dem nach einem Sturm keine Bäume mehr stehen; alle Vögel mussten das Land verlassen. Damit sie zurückkehren können, pflanzen wir neue Bäume an.

In einem der nächsten Sandbilder taucht in der Wohnung plötzlich ein Schwan auf, der Eier ausbrütet. Ein Küken schlüpft (Abb. 16), das sehr mutig ist und sofort schwimmen lernen möchte. Der Schwan ist zuerst dagegen, aber »Tim« und der Kumpel beruhigen ihn. Unter ihren Blicken schwimmt das Küken los; eine Seerobbe schwimmt ihm entgegen. Die beiden werden Freunde (Abb. 17).

Das Ende spiegelt die Entwicklung des Familiensystems, das sich im Verlauf zunehmend öffnet. Tims Eltern sind weniger um ihren Sohn besorgt und trauen ihm mehr zu: Auch er kann in die Welt hinausgehen.

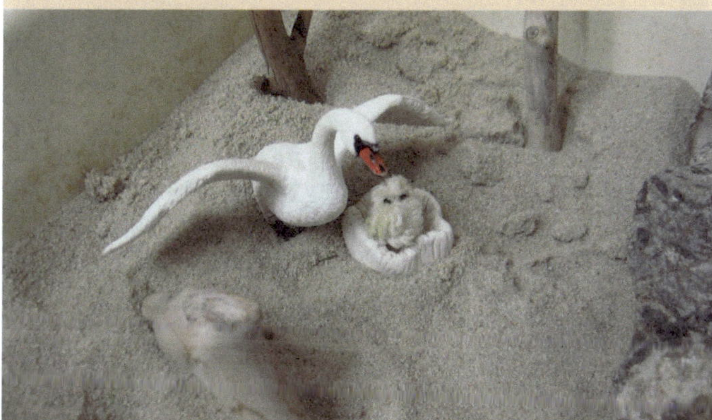

Abb. 16: Das Küken schlüpft …

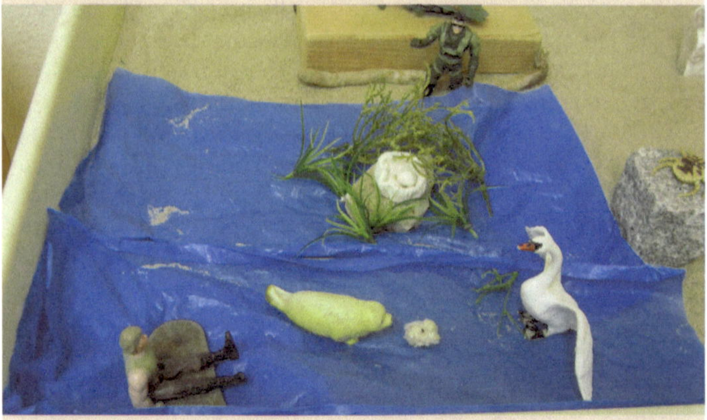

Abb. 17: ... und findet einen Freund

Stabilisierung bei Traumatisierungen in einem unsicheren Lebenskontext

Viele Kinder leben in Kontexten, in denen noch keine Bedingungen für eine heilungsorientierte Traumatherapie gegeben sind (Krüger u. Reddemann 2010). Eine therapeutische Arbeit kann in diesen Fällen nicht die Notwendigkeit ersetzen, im Umfeld eines betroffenen Kindes für Sicherheit zu sorgen. Bis dies erreicht ist und Eltern eine ausreichend fürsorgliche Haltung zeigen können, vergeht oft eine längere Zeit. Auch eine Fremdunterbringung stellt nicht unbedingt Sicherheit her; beim Zusammentreffen mit anderen traumabelasteten Kindern kann traumatisches Erleben erneut aktualisiert werden.

Sandspieltherapie kann Kindern in solchen Lebensphasen die Erfahrung bieten, mit ihrem Erleben nicht allein zu sein. »Mit-Teilung« und »Mit-Gefühl« bezeichnet Andreas Krüger als wesentliche Bestandteile einer Traumatherapie. Die Möglichkeit, sich mitzuteilen und damit Resonanz zu finden, kann auch dafür zur Verfügung gestellt werden, Kinder durch unsichere Zeiten zu begleiten und erneute Erschütterungen zumindest abzufedern.

Ivo, 9 Jahre alt, ist nach starken Konflikten in der Familie seit einiger Zeit in einem Heim untergebracht. Er leidet sehr unter der Trennung von seinen Eltern; zu Beginn der Therapiestunden wirkt er oft einsam und traurig. Es fällt ihm schwer, über sich zu sprechen, er hat jedoch einen guten Zugang zum Spiel und stürzt sich meist sofort auf die Sandspielmaterialien.

In seinen Geschichten wählt Ivo oft die Rolle eines »wachsamen Piloten«, der in einem kleinen Flugzeug umherfliegt und schaut, ob irgendwo ein Unfall passiert. Bei Gefahr funkt er hinunter und versucht, Schlimmes zu verhindern. Gelingt dies nicht, ruft er Rettungskräfte herbei und wechselt in die Rolle des Sanitäters. Einfühlsam wendet er sich den Verletzten zu. In der Spielbegleitung kommentiere ich den Einsatz des Piloten, dem ich eine Entlastung wünsche. Dabei versuche ich, Bilder guter Momente anzuregen und festzuhalten: Verletzte und Retter sitzen gemeinsam am Tisch und essen Kuchen, bevor der Pilot erneut startet und seine Runden dreht.

Als er erfahren hat, dass sich seine Eltern getrennt haben und er sie jetzt nur noch abwechselnd sehen kann, lässt Ivo das kleine Flugzeug unvermittelt abstürzen: Noch bevor ein Sandbild begonnen ist, vergräbt er es im Sand. Die Spielhandlung geschieht wie beiläufig; Ivo wendet sich schon fast wieder von der Szene ab, als ich mein Interesse signalisiere und am Schicksal des Piloten Anteil nehme. Konnte er sich noch retten? Hat jemand den Absturz bemerkt und kann zur Hilfe kommen?

Das kleine Flugzeug wird gefunden und wieder aus dem Sand geborgen. Damit es nicht erneut abstürzt, entsteht eine stabile Landebahn mit vielen Sicherheitsvorkehrungen. Beim Probeflug fliegt ein großes Flugzeug unter ihm her, um es bei Turbulenzen aufzufangen (Abb. 18).

Neben der Landebahn ist ein Strand, an dem Kinder schwimmen möchten. Um sie zu ermuntern, fliegt das kleine Flugzeug herum und macht Kunststücke. Ein Schiff liegt bereit, falls ein

Kind zu ertrinken droht. Die Kinder dürfen jedoch nicht ins Wasser, weil sie keine Badesachen dabei haben. Da sie sehr traurig sind, dürfen sie eine Runde mit dem Flugzeug fliegen. Sie landen wieder sicher und haben sich sehr gefreut. Etwas gelöster verlässt auch Ivo die Therapiestunde.

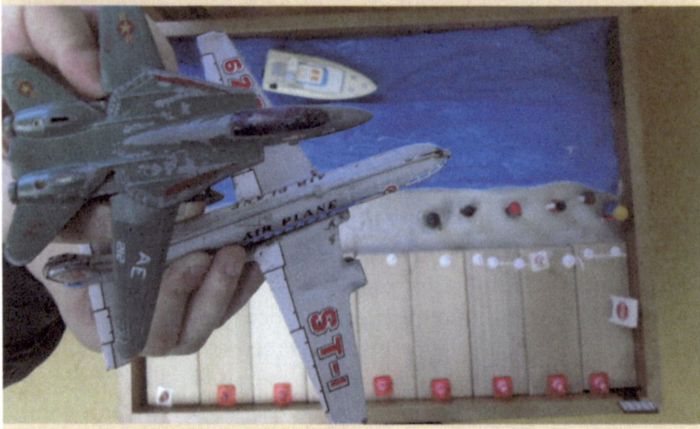

Abb. 18: Schutz bei Turbulenzen

Die Geschichte der aufeinanderfolgenden Traumatisierungen ist damit nicht zu Ende. Nach einer mit Gewalt verbundenen Mobbingsituation in der Schule bricht Ivo eine Sandbildgeschichte plötzlich ab. Angelehnt an den Film »König der Löwen« lässt er den jungen Löwen Simba und seine Freundin Nala in ein »dunkles Land« gehen, in dem etwas Schlimmes geschehen würde.

Ivo lässt die Figuren fallen, wendet sich ab und geht zum Tisch, um ein Brettspiel zu spielen. Dabei wirkt er fahrig, spricht leise und ist kaum bei der Sache. Vor Ende der Stunde frage ich, ob ich ihm vorspielen darf, wie die Geschichte vielleicht weitergehen kann. Ivo ist einverstanden. Mit der Technik der Zeitprogression lasse ich einige Jahre vergehen, in denen Simba und Nala größer und stärker geworden sind. Skar ist längst aus dem Land vertrieben; die beiden Löwenkinder haben inzwischen viel Schönes erlebt. Was im dunklen Land passiert ist, ist nur noch eine Erinnerung.

Ivo steigt wieder in die Geschichte ein und übernimmt die Figuren. Auf einem Felsen lässt er Simba neben seinen Vater treten, gemeinsam schauen sie über ihr Land. Als junger Löwe brüllt Ivo ein lautes Löwengebrüll. Es soll bedeuten: »Ich freue mich über das schöne Land, in dem nur meine Freunde wohnen!« (Abb. 19).

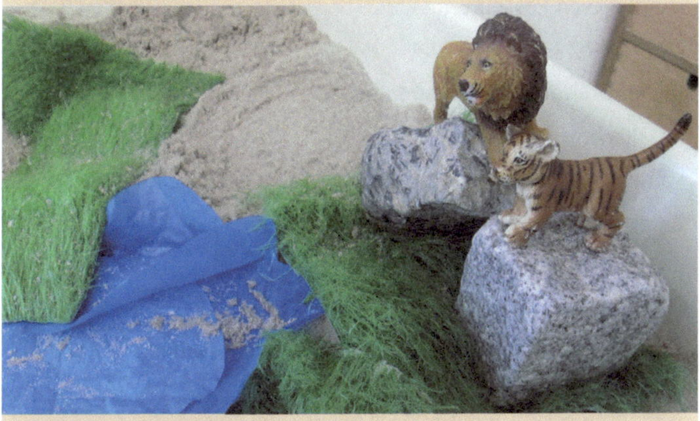

Abb. 19: Simbas Geschichte

Übersicht: Begleitung von Geschichten des Überlebens

- Überprüfung auf Realebene: Zeigt das Sandbild schwierige, vom Kind nicht veränderbare Lebenssituationen?
- Veränderungen im größeren Kontext anregen.

Im Sandspiel:

- Fokus der Spielbegleitung auf Mittragen; emotionale Begleitung.
- Distanzierungstechniken bei zu dichtem Erleben (Spielstopps, Ebenenwechsel).
- Einstreuen unterstützender Botschaften an das Kind.

- In einsamen/verzweifelten Situationen Einleitung: »Und da war keiner, der gesagt hätte …« (z. B.: »Ich bin bei dir ….«).
- Stärkende Trance aus der Perspektive eines Dritten.
- Bei Unfällen: Frage nach Überlebenden und möglichen Helfern.
- Einführen einer eigenen Figur, die die Gefühle des Kindes spiegelt und seine Figur emotional begleitet.
- Dialogisches Mitspielen; Übernahme unterstützender Rollen, Anregung von Ressourcen.
- Sicherung guter Momente (Erholungspausen, gute Begegnungen).

Bei Hinweisen auf eine parentifizierte Rolle des Kindes:

- Helfer von außen einschalten.
- Erlaubnis eigener Bedürfnisse.

Beim schlechten Ausgang von Geschichten:

- Sicheren Ort im anderen Sandkasten anbieten.
- Sichernde Aktivität am Stundenende.
- Symbol dafür suchen, dass die Geschichte weitergeht. (Dinoknochen)
- Zeitprogression; gutes Ende in der Zukunft spielen.

5.2 Re-Telling und Re-Playing: Neuerzählen schwieriger Lebensgeschichten

Möglichkeiten des Re-Playing in Sandbildgeschichten

Narrative Therapie regt nicht nur dazu an, Lösungsideen für die Zukunft zu entwickeln. Durch ein Neuerzählen der Lebensgeschichte können auch in vergangene Lebensphasen neue Perspektiven eingeführt werden. Ein Re-Telling kann auf Ressourcen fokussieren, die geholfen haben, schwierige Situationen zu bewältigen; frühere Ereignisse können neu in die Lebensgeschichte eingeordnet werden (White 2010).

Kinder können sich eine Neubewertung der Vergangenheit auch im Spiel erschließen.

MIRKO, 8 JAHRE alt, stellt dar, wie ein Vogel im Flug ein Ei fallen lässt. Er konnte es nicht mehr tragen. Das Ei landet weich am Ufer eines Sees. Ein Küken schlüpft, das von den dort lebenden Tieren gut aufgenommen wird. Es springt auf ein Seerosenblatt, das sich im Wasser öffnet, trifft andere Vogelkinder und schließt mit ihnen Freundschaft.

Später wird das Land aus einem Flugzeug fotografiert. Danach findet das Küken eine Flaschenpost: »Wir haben dein Land gesehen. Es ist ein schönes Land!«

Mirko, der von seiner psychisch erkrankten Mutter in ein Heim gegeben wurde, kann dies im Gegensatz zu früher als Folge belasteter Lebensumstände ansehen. Die Botschaft an das Küken spiegelt die Zuversicht, dass seine Mutter weiterhin an seiner Entwicklung interessiert ist (Brächter 2014b, S. 57 f.).

Ein Re-Playing (Brächter 2010) ist bei Kindern eng mit der Lebensgeschichte ihrer Eltern verknüpft. In ihren Sandbildgeschichten finden sich oft eindrucksvolle Bilder für mehrgenerationale Traumatisierungen. Sie zeigen, wie stark Eltern durch eigene Traumata in ihrer Elternrolle geschwächt sein können und welche Sehnsucht bei Kindern nach elterlicher Präsenz besteht. Häufig findet sich in den Geschichten das Motiv einer Krone, die den Eltern verloren ging und wiedergefunden werden muss. Das Bild kann Kindern helfen, zwischen den Eltern heute und einem Zustand zu differenzieren, in dem sie über ihre Ressourcen verfügen würden: Als »König« oder »Königin« des Landes könnten sie den Kindern anders zur Seite stehen.

Auch Bilder verborgener Schätze können in Phasen tröstlich sein, in denen Eltern für die Kinder wenig erreichbar sind: Sie sind nicht verschwunden, nur zurzeit nicht sichtbar.

GINA, 7 JAHRE alt, umgibt eine Fläche im Sand mit Steinen. Den niedrigen, wenig Schutz bietenden Steinkreis bezeichnet sie als Burg; darin leben ein Mädchen und ein Junge allein in der

Wüste. Es gibt nur Sand zu essen. Die Burg wird von Schlangen bewacht; draußen stehen gefährliche Cowboys mit Gewehren. Ginas Eltern sind von Gewalttraumatisierungen betroffen, die kürzlich aktualisiert wurden.

Nachdem wir das Bild eine Weile betrachtet haben und sie mir die kargen Lebensbedingungen der Kinder geschildert hat, fragt mich Gina: »So ist das doch in der Wüste, oder?« Ich erzähle ihr, dass es dort auch Oasen gibt, die grün und fruchtbar sind und in denen man sich beim Durchqueren der Wüste erholen kann. Gina steckt daraufhin einen Zweig mit Früchten in die Burg, stellt Möbel hinein und deckt den Tisch (Abb. 20).

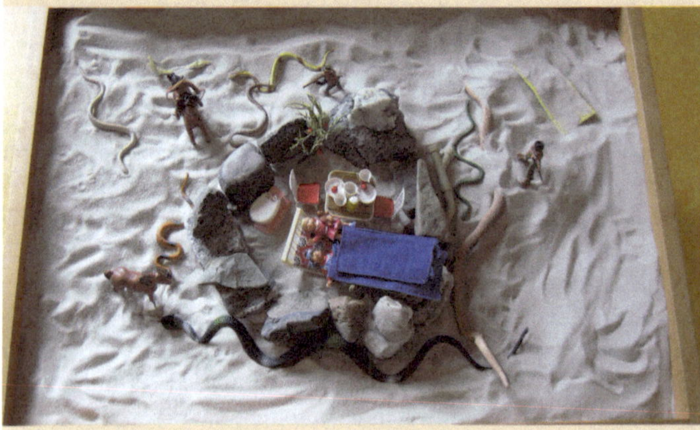

Abb. 20: Allein in der Wüste

Danach stellt sie noch eine Schatzkiste in die Wüste, die den Schatz der Eltern enthält. Kugeln im Sand helfen den Kindern als Spuren, auf denen sie ihre Eltern finden. Dabei entdecken sie die Schatzkiste. Sie machen sich nachts mit einer Taschenlampe auf den Weg, wenn die Cowboys fest schlafen.

Häufig drücken Kinder beim Neuerspielen ihrer Lebensgeschichte aus, was sie von ihren Eltern gebraucht hätten. Im Sinne einer *Therapie verinnerlichter Bezugspersonen* (Meiss

2011) erhalten die Eltern dann die Ressourcen und Fähigkeiten, die für die Kinder wichtig gewesen wären. Die Stärkung der Eltern geht damit einher, dass sich Kinder aus parentifizierten Rollen lösen können; sie werden zur Unterstützung der Eltern nicht mehr gebraucht. Auch eigene verletzte Anteile der Kinder können in den Geschichten Gelegenheit zur Nachreifung erhalten. In einer Traumastarre blockierte Bewegungsimpulse können nachgeholt werden.

Hanna, 7 Jahre alt, stellt nach früh miterlebter häuslicher Gewalt dar, wie ein zweijähriges Mädchen im Sand zu versinken droht; neben ihm ist ein Baum im Sturm umgefallen. Die Eltern stehen dabei und handeln nicht, nur eine Katze versucht vergeblich, das Mädchen aus dem Sand zu ziehen. Endlich kommt ein Polizist vorbei und rettet es.

Im anderen Sandkasten spielt Hanna anschließend »Einbuddeln und Herausholen« mit dem Mädchen und der Katze. Später macht die Mutter mit. Lange Zeit ziehen sie sich gegenseitig aus dem Sand. Nach einem Sandsturm wird auch der Vater aus dem Sand gezogen. Am Ende kehrt die Mutter mit ihrer Tochter nach Hause zurück; sie sucht sich einen neuen Mann (Brächter 2010, S. 212 ff.).

Für Kinder kann es entlastend sein, für die von den Eltern erlebten Traumata Bilder zu finden und sie im Sandspiel zu einem guten Ende zu bringen. Können sie das Verhalten der Eltern als Folge belastender Ereignisse einordnen, neigen sie weniger dazu, sich selbst die Verantwortung hierfür zuzuschreiben. Auch eigene problemassoziierte Verhaltensweisen können in einen biografischen Kontext gestellt werden und erscheinen verständlicher.

Wird im Sandspiel eine »Traumaheilung« der Eltern inszeniert, achte ich darauf, dass sie nicht von Figuren des Kindes geleistet wird. Kümmern sich Kinder um verletzte elterliche Anteile, versuche ich, sie aus dieser Rolle zu entlassen und andere Instanzen für eine Therapie der Eltern einzuführen.

Jan, 10 Jahre alt, baut im Sandkasten eine Auffangstation für verletzte Vögel, die abgestürzt sind; ein Schwan wäre beinah ertrunken. Ein Tierpfleger ist allein dafür zuständig, die Vögel zu versorgen. Das Sandbild spiegelt die Verantwortung, die Jan nach einer teils von Alkohol und Drogen geprägten Kindheit für seine Eltern übernommen hat.

Ich teile Jan mit, dass mir dies für einen Menschen allein sehr viel Arbeit zu sein scheint. Auch er findet, dass sich mehrere Arbeiter abwechseln sollten. Im zweiten Sandkasten gestaltet er einen Raum, in dem die Tierpfleger wohnen können. Während sich andere um die verletzten Vögel kümmern, liegt dort ein Junge neben seinen Eltern; bei ihnen schläft auch ein Polizist. Jan stattet den Jungen sorgfältig mit allem aus, was ihm gefällt und guttut. Versorgt mit Kuscheltieren, Musik und Spielzeug, kann sich er sich sicher fühlen und zur Ruhe kommen (Abb. 21).

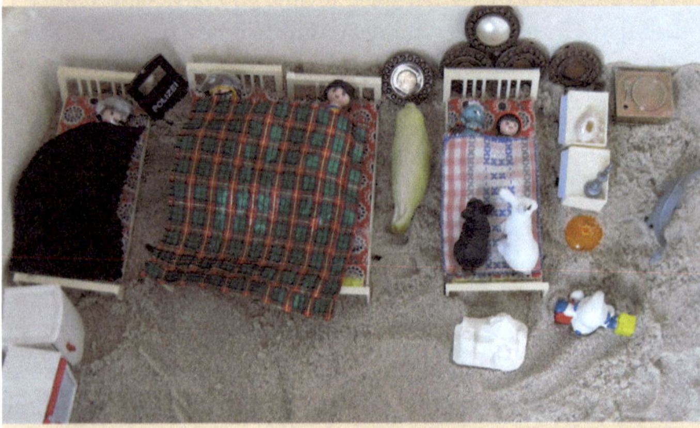

Abb. 21: Ein Zuhause für die Tierpfleger

Später gestaltet Jan erneut ein Sandbild, in dem es um verletzte Tiere geht. In der hieraus entstehenden Geschichte scheint er auch der Frage nachzugehen, wie es zu den belastenden Szenen in seiner Kindheit kam und wer seiner Eltern daran schuld war. Er kommt zu der Antwort, dass beide verletzt waren.

Diesmal überträgt Jan die Verantwortung von Beginn an einer äußeren Instanz: Ein Buddha kümmert sich um die verletzten Tiere; in einer Tierklinik werden sie durch seine »heilige Kraft« geheilt.

Nachdem der Buddha gestorben ist, findet ein Tierpfleger ein geheimnisvolles Buch, in dem die Geschichten der Tiere geschrieben stehen: Rehe wurden verletzt, weil sie von Wölfen gejagt wurden, aber auch die Wölfe wurden verletzt: Die Rehe haben nach hinten ausgeschlagen. Heute leben Rehe und Wölfe in benachbarten Gehegen in der Tierklinik und sind Freunde geworden.

Neuskulpturierung der Vergangenheit

Finden ältere Kinder oder Jugendliche keinen Zugang zum freien Sandspiel oder entwickelt sich darin keine spontane Neuerzählung der Vergangenheit, kann ein imaginatives Umschreiben schwieriger Lebenssituationen auch mithilfe einer Neuskulpturierung geschehen.

Begonnen wird mit einer Sandbildskulptur der »erinnerten Vergangenheit«. Dabei kann es sich um einzelne, abgrenzbare Ereignisse handeln oder auch um eine ganze Lebensphase, die als belastet erinnert wird. Nach einer gemeinsamen Betrachtung und Würdigung des Erlebten wird die Möglichkeit gegeben, die Skulptur umzugestalten. Unter der Fragestellung: »Was hättest du damals gebraucht?« entsteht das Bild einer »gewünschten Vergangenheit«.

NIHAL, 17 JAHRE alt, stellt im Sand dar, wie sie als Kind im Spannungsfeld elterlicher Konflikte stand. Als Maus sitzt sie allein zwischen den Elternfiguren, die sich feindselig gegenüberstehen. Beide sind für sie nicht zu erreichen; die Figur der Mutter hält abwehrend eine Hand vor sich. Die Maus wirkt verlassen und einsam, sie weiß nicht, wohin sie gehen könnte.

Anschließend baut Nihal auf, was die Maus gebraucht hätte. Sie stellt beide Eltern gemeinsam hinter sie, für die Mutter wählt sie eine freundlichere Figur. Danach malt sie selbstvergessen Linien in den Sand: Jetzt kann die Maus ihrer Wege gehen.

Nihal kommt durch die Neuskulpturierung der Vergangenheit in Kontakt mit Bereichen ihrer Erinnerung, die von der bisher dominierenden Sicht auf ihre Kindheit überdeckt waren. In den folgenden Wochen tauchen bei ihr Bilder schöner Momente auf, die es in dieser – nicht leichten – Zeit auch gegeben hat und die ihr nicht mehr präsent waren (Brächter 2014a, S. 58 f.).

Belastete Lebensphasen, die in Familien noch nachwirken, können mithilfe von Sandbildskulpturen auch gemeinsam betrachtet werden. Im Rückblick ist ein Austausch darüber möglich, wie sich alle damals gefühlt haben und welche Veränderungen in den Beziehungen entstanden sind. Besonders hilfreich ist eine solche Arbeit, wenn Kinder in ihrem Erleben noch sehr in der Vergangenheit verhaftet sind. Für sie kann es erleichternd sein, sich in dem damit verbundenen Ich-Zustand mitzuteilen und verstanden zu fühlen. Anschließend kann versucht werden, die Vergangenheit deutlicher von der Gegenwart abzugrenzen.

Lea, 8 Jahre alt, blickt mit ihren Eltern gemeinsam auf eine Zeit zurück, die ihre Mutter aufgrund einer psychischen Erkrankung in einer Klinik verbrachte. Während ihr Vater hierzu eine Familienskulptur gestaltet, kann Lea über die Angst sprechen, die sie damals hatte. Noch heute fürchte sie manchmal, die Mutter zu verlieren. Ihr sonst oft nicht altersgemäßes Verhalten fällt von Lea ab; dicht an die Mutter geschmiegt, kann sie entspannen und ihre Tränen fließen lassen.

In der Skulptur steht die Mutter als Giraffe weit von den anderen entfernt und schaut zu ihnen herüber; durchkreuzte Spuren im Sand zeigen, wie schwer es war, sich so wenig zu sehen und immer wieder trennen zu müssen. Der Vater betont, wie gut es aber auch war, dass es diesen Ort gab, von dem die Giraffe gesund zurückkehren konnte. Die Mutter würdigt seine

Unterstützung in dieser Zeit, wobei sie sich auf seine Figur in der Skulptur bezieht: Als Kamel, das Wasser speichern kann, habe er die Familie gut über die lange Durststrecke gebracht.

Lea hört dem Gespräch aufmerksam zu. Anschließend lasse ich sie aufbauen, woran ihre Figur sehen kann, dass die schwere Zeit vorbei ist. Dabei greift sie das Bild der Wasservorräte auf: Alle Tiere sind an einer Wasserstelle angekommen; umgeben von Wiesen und Bäumen, stehen sie an einem See und trinken. Um sich zu erinnern, dass es den Tieren jetzt gut geht, nimmt Lea das Bild mit nach Hause (Brächter 2014c, S. 175 ff.).

Übersicht: Neuskulpturierung der Vergangenheit

- Eine belastende Lebensphase wird szenisch gestaltet (z. B. durch eine Familienskulptur im Sand).
- Frage: »Was hättest du damals gebraucht?«
- Umgestaltung der Skulptur, eventuell mit Veränderung der Elternfiguren.
- Nachspüren lassen, nach eventuell neu auftauchenden Erinnerungen fragen.

Variante:

- Bau der heutigen, sicheren Lebenssituation (»Es ist vorbei«).

6 Sandspieltherapie mit Gruppen

Sandspieltherapie ist auch mit Gruppen möglich (Dauner 2001). Der Anteil des Sandspiels an Gruppentherapien reicht dabei von einzelnen Therapiestunden bis hin zu ganzen Therapieverläufen.

Systemische Ansätze der Gruppentherapie sind darauf ausgerichtet, die Selbstorganisation der Teilnehmenden zu fördern und den Zugang zu ihren Ressourcen zu stärken; dabei werden Rückmeldungen aus der Gruppe zur Perspektiverweiterung genutzt (Caby 2002; Wilms 2014). Inwieweit Sandbilder gemeinsam reflektiert werden und Anregungen aus der Gruppe einfließen können, ist bei Gruppenkonzepten zum Sandspiel sehr unterschiedlich.

6.1 Gruppensandbilder

Die hier vorgestellte Arbeit mit Gruppensandbildern wurde in einer Gruppentherapie mit (sozial) ängstlichen Kindern entwickelt (die *Mutmachgruppe*, Brächter u. Fleming 2009; Brächter 2010). Sie bildet ein Element im Therapieverlauf, das sich vor allem für die Anfangsphase von Gruppen eignet. Die Teilnehmenden wählen zunächst eine Figur und gestalten für sie eine Umgebung. Es entstehen viele kleine »sichere Orte« im Sand, die im Prozess der Gestaltung zu einem Sandbild zusammenwachsen. Bei einer Gruppengröße von etwa acht Kindern kann die Sandfläche durch zwei zusammengeschobene Kästen vergrößert werden. Unabhängig von ihrem Tempo und ihrer Durchsetzungsstärke sind alle Kinder mit einer Figur im Sandkasten vertreten; symbolisch erhalten sie einen Platz in der Gruppe.

Nach der Gestaltungsphase werden die Figuren reihum vorgestellt. Hieran schließen sich »Wunschrunden« an, bei denen Wünsche für die beschriebene Figur gesammelt werden. Kinder greifen dabei oft die Lösungsversuche auf, die zur Sicherung der Figur gewählt wurden; so wird einem Hasen zum Beispiel gewünscht, dass es ihm auf einer geschützten bunten Wiese am Wasser auch weiterhin gut geht und ihm nichts passiert. Das Kind, das die Szene gestaltet hat, fühlt sich mit seinen Gefühlen gesehen und anerkannt. Wünsche können aber auch neue Ideen anregen: Der Hase könnte Lust bekommen, über die Hecke zu springen, und Freunde zu finden (Abb. 22).

Reframings der Therapeutinnen können Kinder auf bisher nicht gesehene Aspekte ihrer Figuren hinweisen: Superman, der, umringt von kämpfenden Soldaten, zwischen Abschussanlagen steht, könnte sich auf seine Kräfte besinnen und einfach losfliegen. Imaginativ entstehen Veränderungsgeschichten, in denen sich Kinder mit neuen Handlungsoptionen beschäftigen. Zum Abschluss der Gruppe erhalten sie Bilder ihrer Figur mit den eingangs gesammelten Wünschen; einige von ihnen sind oft im Gruppenverlauf bereits in Erfüllung gegangen.

Das Vorgehen eignet sich auch gut für die Arbeit mit Familien. Es erleichtert die Einfühlung in andere und hilft, sich unterstützend aufeinander zu beziehen.

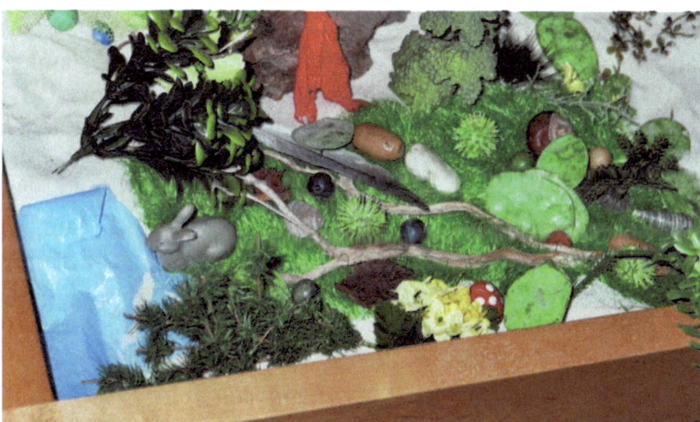

Abb. 22: Ein Hase im Gruppensandbild

Übersicht: Gruppensandbilder (nach Brächter u. Fleming)

- Alle Kinder wählen eine Figur, platzieren sie im Sand und gestalten ihre Umgebung.
- Die Figuren werden reihum vorgestellt.
- Für jede Figur werden Wünsche zusammengetragen.
- Die Figuren werden fotografiert und die Wünsche notiert.

Auch geeignet für die Anwendung in der Familientherapie.

6.2 Einzelarbeit an Sandkästen in der Gruppe

Steht eine ausreichende Anzahl von Sandkästen zur Verfügung, können die Gruppenmitglieder auch parallel im Sand arbeiten. Anschließend können die Sandbilder gemeinsam betrachtet und reflektiert werden.

Mit der *Expressiven Sandarbeit* hat Eva Pattis Zoja (2012) ein Setting für den Einsatz nach Extrembelastungen entwickelt, bei dem Kinder ebenfalls in eigenen Sandkästen arbeiten. Dabei steht jedem Kind eine Begleitperson zur Seite, die den Bau des Sandbilds schweigend mitverfolgt, nicht interpretiert oder Probleme verbalisiert, sondern sich mit ihren »Gedanken und Gefühlen am Spielgeschehen beteiligt« (Pattis Zoja 2012, S. 72). Anschließend kann das Kind ihr sein Sandbild vorstellen; darüber hinaus werden die Sandbilder nicht im Kreis der Gruppe angeschaut und geteilt.

Das Setting schafft nach Pattis Zoja äußere Bedingungen dafür, dass in der Psyche der Kinder ein Selbstregulierungsprozess entstehen kann. Das sicherheitspendende und spannungsregulierende Erleben in der Gruppe sieht sie hierbei als bedeutenden Wirkfaktor.

Bei der *dialogischen Arbeit im Sand* nach Linda Winn (1994) teilen sich zwei Personen einen Sandkasten. In Einzelarbeit erstellen sie Skulpturen zu aktuellen Lebensthemen, die zu zweit reflektiert und in einen gewünschten Zustand umgestaltet werden. Nach einem Wechsel schließt sich eine Gesprächsrunde in der Gruppe an. Neben Figuren ist Gestaltungsmaterial vorhanden, damit Aspekte externalisiert und in der Skulptur sichtbar gemacht werden können.

Nach Winn ist die dialogische Arbeit im Sand in traumatherapeutisch orientierten Gruppen hilfreich dafür, den Rückzug nach einer Traumatisierung zu überwinden und sich wieder mitzuteilen. Wegen der hierbei nötigen Reflexions- und Verbalisierungsfähigkeit ist das Vorgehen eher für Jugendliche und Erwachsene geeignet.

Übersicht: Einzelarbeit an Sandkästen in der Gruppe

Neben der Gestaltung von Einzelsandbildern mit anschließendem Austausch in der Gruppe bestehen folgende Varianten:

Expressive Sandarbeit (nach Eva Pattis Zoja):

- Die Kinder gestalten Sandbilder in eigenen Sandkästen.
- Jedem Kind steht eine Begleitperson zur Seite, die das Sandbild nicht kommentiert.
- Anschließend kann das Kind ihr das Gebaute vorstellen.
- Es erfolgt kein Austausch über die Sandbilder in der Gruppe.

Dialogische Arbeit im Sand (nach Linda Winn):

- Gearbeitet wird zu zweit an einem Sandkasten.
- Eine Person erstellt eine Skulptur zu ihrer Lebenssituation.
- Die Skulptur wird zu zweit reflektiert und anschließend umgestaltet.
- Wechsel und Austausch in der Gruppe.

6.3 Gruppensandspiel mit Kleingruppen

Lisa Weise (2018) hat ein Gruppensetting im schulischen Kontext entwickelt, bei dem vier Kinder während des gesamten Therapieverlaufs in einem Sandkasten arbeiten. Im Unterschied zur oben beschriebenen Arbeit mit Gruppensandbildern werden dabei nicht nur einzelne Figuren gewählt und für sie eine Umgebung gestaltet, sondern ganze Szenen erstellt.

Für die Arbeit werden Gruppenregeln nach Linde von Keyserlingk (2005), zitiert nach Weise (2018, S. 96), vorgegeben:

- In einem gemeinsamen Kasten soll auch etwas Gemeinsames gemacht werden.
- In den Sand soll ein Bild gestaltet werden – mit den Dingen im Sand soll jedoch nicht gespielt werden.
- Jeder soll so bauen, dass auch die anderen genug Platz haben.
- Beim Gestalten wird nicht gesprochen.
- Nichts von dem, was die anderen gebaut haben, darf weggenommen werden.

Wer wo und mit wem zusammen baut, ergibt sich ohne Absprache. Im Anschluss an die Gestaltungsphase werden die Sandbildszenen vorgestellt; mit Einverständnis des jeweiligen Kindes sind Fragen und Anmerkungen hierzu möglich. Fotos der Sandbilder und Aufzeichnungen werden in einem »Sandbilderbuch« festgehalten.

Trotz schwieriger Startbedingungen (vier Jungen am Ende des Grundschulalters mit hohem Aggressionspotential, teils mit Migrationshintergrund und teils offen fremdenfeindlichen Einstellungen) schildert Weise in der von ihr vorgestellten Gruppe einen gelungenen Entwicklungsprozess. Nach ihrer Beobachtung gibt es unsicheren Kindern anfangs Halt, andere beim Gestalten imitieren zu können; unruhige Kinder finden im Umgang mit den Sandspielfiguren zu Konzentration und höherer Selbstkontrolle. Im Verlauf wirken die Kinder zunehmend in sich versunken; das »raffgierige Bauen« tritt zurück, so wird eine gezieltere Auswahl von Figuren ermöglicht. Auf die anfängliche Bedrohung hilfloser Figuren und den Kampf um das eigene Territorium

> »folgen die Verteidigung eigener Schätze und immer wieder der Schutz hilfloser Geschöpfe. Im weiteren Verlauf werden Grenzen gezogen, und der Respekt vor den andern nimmt zu.
>
> Den Kindern gelingt es immer mehr, in die Geschichten einzutauchen, treffende Tipps und adäquate Rückmeldungen zu geben. Interessierte, einfühlsame Fragen zum gestalteten Bereich stärken das Selbstbewusstsein der einzelnen Kinder und lassen Vertrauen entstehen. Negative Einstellungen und Fantasien zu den anderen Gruppenmitgliedern sowie bedrohliche Inhalte nehmen ab und verschwinden im Laufe der Zeit ganz. Es folgen schließlich vermehrte Kontaktaufnahme und Hilfsbereitschaft: Es werden Brücken gebaut, Einladungen ausgesprochen und Geschenke dargebracht, und es etablieren sich [...] gemeinsame Themen, die sich über Stunden erstrecken: »Mädchen – und was diesen wohl gefällt ... und wie wohl Babys entstehen und geboren werden« (Weise 2018, S. 102).

Die Veränderungen übertragen sich auf die Interaktionen der Jungen im Alltag. Die Gruppe beginnt und endet mit einer Wahl von Stellvertreterfiguren – auch hierin spiegelt sich ihr Entwicklungsprozess (Weise 2018, S. 104).

Übersicht: Gruppensandspiel mit Kleingruppen
(nach Lisa Weise)

- Vier Kinder arbeiten während der gesamten Gruppentherapie an einem Sandkasten.
- Während des Bauens wird nicht gesprochen und nicht gespielt.
- Den anderen wird genug Raum gelassen; Gebautes wird nicht zerstört.
- Anschließend Vorstellung der Sandbildszenen und Gespräch.
- Bilder und Erzähltes werden festgehalten.
- Wahl von Stellvertreterfiguren bei Gruppenbeginn und Gruppenende.

6.4 Bindungsorientiertes therapeutisches Gruppensandspiel mit Stellvertreterfiguren

Thea Korten-Giesen (2018) hat in der heilpädagogischen Arbeit an einer Schule ein Konzept zum Gruppenspiel im Kleinstgruppensetting entwickelt, das Elemente der narrativen Sandspieltherapie, der Kinderorientierten Familientherapie und des Kinderpsychodramas miteinander verbindet. Die Arbeit beginnt in zwei getrennten Sandkästen, im Verlauf werden zum Spiel auch Außenflächen genutzt.

Die beteiligten Kinder, oft ein expansiv agierendes Kind und ein Kind mit Durchsetzungsschwierigkeiten, wählen zunächst Stellvertreterfiguren und gestalten für sie in den Sandkästen ein Zuhause. Nach einer Vorstellung der Figuren beginnt das Spiel; sie können die andere Figur in deren Lebensraum besuchen oder ihr auf einer Spielfläche begegnen, die je nach Thema der Geschichte szenisch gestaltet wird. Der eigene Sandkasten bleibt als sichernder Zufluchtsort im Hintergrund vorhanden.

Während des Spiels schützt die Therapeutin die Grenzen der Gebiete und garantiert die Unversehrtheit der Figuren, die – wie in der Kinderorientierten Familientherapie – nicht verletzt oder getötet werden dürfen. Sie begleitet den Prozess mit einer eigenen Stellvertreterfigur und greift regulierend in das Geschehen ein. Im Dialog mit ihrem Begleittier greift sie Spielhandlungen der Kinder auf und bringt eigene Spielvorschläge ein, um gemeinsame Handlungen anzuregen. Angelehnt an Ideen aus dem Kinderpsychodrama (Aichinger 2012) wählt sie dabei die Rolle eines äußeren Feindes, gegen den sich die Figuren der Kinder zusammenschließen können, oder lässt ihre Figur in Gefahr geraten, sodass sie von ihnen gerettet werden kann. Mit Bezug auf Bindungstheorie und Resilienzforschung spiegelt sie das Erleben der Kinder, hilft ihnen, Worte für ihre Gefühle zu finden und beruhigt überschießende Emotionen.

> »Kinder mit desorganisierter oder unsicherer Bindungsstrategie lernen um, sie erleben, wie dieser Erwachsene emotional stabil und feinfühlig unterstützend bleibt, obwohl das Kind aggressiv oder

nörgelnd-fordernd auftritt. Bei Regelverletzungen gibt er Halt und Sicherheit, indem er Spielstopps ruhig und bestimmt durchsetzt. In dieser Nähe lernt es zunehmend Gefühle unter emotionaler Spannung auszuleben, überflutende Gefühle zu modulieren, sich selbst zu steuern und Beruhigungsfähigkeiten auszubilden. Als aggressiver und hochgefährlicher Löwe brüllt sich zum Beispiel Kai, im Käfig gehalten, seinen Macht- und Stärkewunsch von der Seele. Dann möchte er wieder mit ins Spiel des anderen Kindes integriert werden. Er verlässt den Käfig und spielt eine gelungene Besuchsszene« (Korten-Giesen 2008, S. 202).

Übersicht: Gruppensandspiel mit Stellvertreterfiguren
(nach Thea Korten-Giesen)

- Jedes Kind wählt eine Stellvertreterfigur.
- Im getrennten Sandkästen wird für sie ein Zuhause gestaltet.
- Die Figuren können sich besuchen oder auf einer neutralen Spielfläche begegnen.
- Sie dürfen nicht verletzt oder getötet werden.
- Begleitung des Spiels durch eine Alter-Ego-Figur der Therapeutin (reflektiert das Spiel mit ihrem Haustier, schützt Grenzen, regt gemeinsame Handlungen an, spiegelt und reguliert).

7 Häufige Fragen beim Einstieg in das Sandspiel

Für wen und für welches Alter ist Sandspieltherapie geeignet? Abhängig vom Entwicklungsalter können sich die meisten Kinder ab etwa vier Jahren gut im Sandspiel ausdrücken. Nicht alle Kinder verfügen jedoch über die Fähigkeit zum Symbolspiel mit Figuren, wie sie die Sandspieltherapie voraussetzt. Kinder, die in ihren frühen Lebensjahren vernachlässigt wurden und Gewalt erlebt haben, suchen im Spiel oft nach korrigierenden Erfahrungen im direkten Gegenüber, wie sie im gemeinsamen Rollen- oder Handpuppenspiel möglich sind. Auch hierauf können die Konzepte einer narrativen, hypnosystemisch orientierten Spielbegleitung angewendet werden (Brächter 2010).

Jüngere Kinder benötigen häufig Zeit, sich im Sand einen festen Boden zu bereiten, bevor sie zu Sandbildern übergehen. Zurückhaltenden Kindern hilft das Verstecken von Figuren im Sand, Zugang zum Sandspiel zu finden; mit den Figuren kann im Anschluss eine Geschichte gespielt werden. Als Ausdrucksmedium, das zunächst ohne Sprache auskommt, bietet sich Sandspiel in der Arbeit mit Flüchtlingskindern besonders an (Utecht 2018). Die Anwendung im Kontext von Autismus-Spektrum-Störungen ist bei de Haen (2018) dargestellt.

Für Jugendliche ist die Arbeit mit inneren Anteilen interessant. Wird die freie Gestaltung von Sandbildern als zu »kindlich« abgelehnt, können sie im Sand Themen der eigenen Identität nachgehen. Fragestellungen für Sandbildskulpturen sind beispielsweise: »Zwischen welchen Polen schwanke ich?«, »In welche Richtung geht mein Weg?«

Sandspieltherapie kann auch für Erwachsene wertvoll sein. Sie kann helfen, sich auf ein Thema zu fokussieren, statt von

Problem zu Problem zu springen. Es entsteht Zugang zu affektiven und unbewussten Ebenen des Erlebens, die auf Gesprächsebene oft nicht erschlossen werden könnten.

Kann Sandspiel auch außerhalb des psychotherapeutischen Settings angewendet werden?

Sandspieltherapie wurde in einem therapeutischen Setting mit Kindern entwickelt und wird auch in der Psychotherapie von Jugendlichen und Erwachsenen verwendet. Für systemisches Sandspiel gibt es darüber hinaus ein breites Anwendungsfeld. Genutzt wird es unter anderem in Erziehungs-, Familien- und Frauenberatungsstellen, in der Paarberatung, Schulsozialarbeit und in schulpsychologischen Diensten, in Kinderheimen und Wohngruppen, in der Arbeit mit Flüchtlingskindern und mit Kindern im Frauenhaus, in der Heilpädagogik, Familienhilfe und aufsuchenden Familientherapie, in der Sozialpsychiatrie und der stationären Kinder- und Jugendpsychiatie (vgl. Brächter u. Reiners 2018). Die Art und Ausrichtung des Sandspiels richtet sich dabei nach dem jeweiligen Anwendungskontext und nach Erfahrung und Ausbildung der Therapeutinnen.

In der Supervision bietet Sandspieltherapie ein wertvolles Medium dafür, sich der Situation einer Familie aus einem erfahrungsbezogenen Zugang zu nähern und die eigene Position in komplexen Fallkonstellationen zu reflektieren.

Welches Material wird benötigt?

Für das Sandspiel stehen in der Regel zwei Sandkästen mit einer Grundfläche von ca. 72 × 58 cm zur Verfügung, die im therapeutischen Fachhandel erhältlich sind. Ersatzweise sind auch Plastikkästen in ähnlichen Maßen geeignet. Die Größe wurde gewählt, damit man den Sandkasten überschauen und dabei die Begrenzung durch den Rahmen im Blick haben kann. In einem der Kästen wird trockener Sand (gewaschener Quarzsand) verwendet, der sehr fein ist und sich leicht verstreichen lässt. Im zweiten Kasten nutze ich Spielsand, der befeuchtet werden kann und in dem sich Berge und Höhlen formen lassen. Die beiden Sandkästen ermöglichen verschiedene Arten der Gestaltung.

Die Figurensammlung muss nicht groß sein, aber sollte unterschiedliche Qualitäten aufweisen: zahme und wilde Tiere, teils mit Tierkindern, Kämpferinnen und Alltagsfiguren, möglichst in allen Geschlechtern, Polizei, Feuerwehr, Königinnen und Prinzen, Zauberer, Engel und spirituelle Symbole, Glitzersteine, die Schätze darstellen können, dazu Alltagsgegenstände wie Arztkoffer und Kameras, Fahrzeuge, Möbel und Feuerstellen dafür, Häuser zu gestalten und sich zu versorgen. Damit gegenüber bedrohlichen Figuren Grenzen errichtet werden können, halte ich Steine und Holzklötze bereit. Mit blauer Plastikfolie (aus Mülltüten) lassen sich Seen und Flüsse gestalten, in denen man etwas schwimmen lassen kann. Roter oder oranger Stoff kann Lava oder Feuer darstellen. Wichtig sind Naturmaterialien wie Stöcke, Steine und Muscheln, dazu Plastikbäume und -blumen, mit denen die Sandkästen begrünt werden können.

Es bietet sich an, die Figuren nach Themen im Regal anzuordnen; sie haben dann einen großen Aufforderungscharakter. In der aufsuchenden Familientherapie werden sie auch in Werkzeug- oder anderen Kisten präsentiert. Statt Sandkästen in Originalmaßen werden hier oft leichtere Plastikkästen mit Therapiesand verwendet, der durch Zusatzstoffe gebunden ist und gut haftet.

Welche Fortbildungsmöglichkeiten gibt es in systemischer Sandspieltherapie?

Sandspieltherapie nach Dora Kalff wird im Rahmen der Deutschen Gesellschaft für Sandspieltherapie (DGST) in mehrjährigen Ausbildungen unterrichtet. Einen nicht unerheblichen Raum nimmt dabei die Symboldeutung auf der Grundlage jungianischer Konzepte ein, die bei systemischem Sandspiel in dieser Form entfällt.

Weiterbildungen in Kinderorientierter Familientherapie (KOF), bei der sich Familien im Sand mit Stellvertreterfiguren begegnen, finden sich unter www.kinderorientierte-familientherapie.de [4.7.2021].

Ich unterrichte narrative/hypnosystemische Sandspieltherapie in Einführungs- und Aufbauseminaren sowie in speziellen Themenseminaren, wobei ich an zuvor erworbene therapeutische Kenntnisse anschließe. Systemische Fragetechniken, die hypnotherapeutische Nutzung von Tranceprozessen und Konzepte der Ego-State-Therapie lassen sich gut auf das Sandspiel beziehen, auch Erfahrungen im Kinderpsychodrama und in anderen Verfahren können einfließen.

Ein Schwerpunkt der Weiterbildung liegt auf der eigenen Erfahrung »im Sand«. Sandspieltherapie selbst zu erproben vermittelt einen Eindruck davon, wie tief diese Methode berühren kann. Umso wichtiger ist eine gute Rahmung durch die Therapeutin, die die Gefühle der Beteiligten aufnimmt und wertschätzend kommentiert. Die veränderte Zeitwahrnehmung beim Sandspiel zu erleben und zu spüren, welche Anregungen in einer Situation passen und wie viel Raum gelassen werden muss, ist eine wichtige Voraussetzung dafür, das Sandspiel selbst therapeutisch zu begleiten.

Die weitere Sandspielpraxis begleite ich durch Einzel- und Gruppensupervision, die live oder online stattfinden kann. Im Rahmen von Selbsterfahrung können Sandbilder zu eigenen Themen gestaltet werden. Dies umfasst auch die Reflexion des eigenen Erlebens in der Beraterinnen- oder Therapeutinnenrolle.

Narrative/hypnosystemische Sandspieltherapie ist in verschiedene systemische und hypnotherapeutische Weiterbildungsgänge im deutschsprachigen Raum integriert. Einen Überblick über Fortbildungsmöglichkeiten bietet www.geschichten-im-sand.de [4.7.2021].

Anhang: Orientierung in Sandbildern

Die folgende Übersicht dient als Kopiervorlage. Sie kann dabei helfen, Sandbilder zu reflektieren und Ideen für die weitere Begleitung des Sandspielprozesses zu gewinnen.

- Welche Atmosphäre vermittelt das Sandbild? Wie ist der Sand gestaltet?

  ___

- Eigene Impulse und (körperliche) Reaktionen des Kindes? Gibt es Hinweise auf traumatisches Erleben?

  ___

- Wie entsprechen sich Sandbild und Symptom des Kindes? Bezug zu seiner Lebensgeschichte?

  ___

- Welche Betrachtungsebene liegt nahe?

  ___

- Thematisiert das Bild eher den sozialen Kontext oder innere Prozesse des Kindes?

  ___

- Welche Personen aus der Umwelt des Kindes sind möglicherweise durch Figuren repräsentiert? Mit welcher Figur könnte sich das Kind identifizieren, und wie geht ihr?

  ___

- Welche Bildelemente könnten Anteile/Ich-Zustände des Kindes repräsentieren?

  ___

- Welche Bewegungsimpulse sind im Sandbild erkennbar?

____

- Zeichnen sich Entwicklungen oder Blockaden ab (Entwicklungsrichtung von links nach rechts)?

____

- Gibt es Hinweise auf Konflikte (Besetzung der gegenüberliegenden Ecken)?

____

  Wenn ja, wo steht eine Stellvertreterfigur des Kindes in diesem Konfliktfeld?

____

- Wo im Bild werden Ressourcen sichtbar?

____

- Welche besonderen Fragen könnte man zu dem Bild stellen?

____

Zur Sandbildgeschichte:

- Wie verändert sich das innere Bild der Realität im Verlauf der Geschichte?

____

- Veränderungen auf der Ebene von Ego-States?

____

- Sind therapeutisch bedeutsame Metaphern entstanden, die sich später im Gespräch nutzen lassen?

____

Literatur

Aichinger, A. (2012): Einzel- und Familientherapie mit Kindern. (Kinderpsychodrama Bd. 3.) Wiesbaden (Springer).

Aichinger, A. (2014): Das Werben des kleinen Löwen – Psychodramatische Teilearbeit mit Tierfiguren bei Kindern im Trennungs- und Scheidungskonflikt. In: W. Brächter (Hrsg.): Der singende Pantomime. Ego-State-Therapie und Teilearbeit mit Kindern und Jugendlichen. Heidelberg (Carl-Auer), S. 181–194.

Allemann, P. (2014): Kunstvoll und spielend leicht – Teilearbeit mit Figuren und szenischen Möglichkeiten. In: W. Brächter (Hrsg.): Der singende Pantomime. Ego-State-Therapie und Teilearbeit mit Kindern und Jugendlichen. Heidelberg (Carl-Auer), S. 121–132.

Andersen, V. (1979): Origin of the »world«. In: M. Lowenfeld (ed.): The world technique. London (George Allen & Unwin), pp. 278–281.

Asen, E. (2021): Mentalisierungsinformierte Systemische Therapie und ihre Evidenzbasis. *Kontext* 52 (1): 7–20.

Bierbaum-Luttermann, H. (2018): Sandspiel mit hypnotherapeutischen Methoden. In: W. Brächter u. B. Reiners (Hrsg.): Neue Wege im Sand. Systemisches Sandspiel und Kinderorientierte Familientherapie. Heidelberg (Carl-Auer), S. 33–46.

Bierbaum-Luttermann, H. u. S. Mrochen (2019): Klinische Hypnose und Hypnotherapie mit Kindern und Jugendlichen. Paderborn (Junfermann).

Brächter, W. (2010): Geschichten im Sand. Grundlagen und Praxis einer narrativen systemischen Spieltherapie. Heidelberg (Carl-Auer), 2. Aufl. 2016.

Brächter, W. (2014a): Auf dem Weg ins helle Land – Ego-States in der Sandspieltherapie. In: W. Brächter (Hrsg.): Der singende Pantomime. Ego-State-Therapie und Teilearbeit mit Kindern und Jugendlichen. Heidelberg (Carl-Auer), S. 48–65.

Brächter, W. (2014b) (Hrsg.): Der singende Pantomime. Ego-State-Therapie und Teilearbeit mit Kinder und Jugendlichen. Heidelberg (Carl-Auer), 2. Aufl. 2017.

Brächter, W. (2014c): Teiletreffen im Sand – Ego-States in der Familientherapie. In: W. Brächter (Hrsg.): Der singende Pantomime.

Ego-State-Therapie und Teilearbeit mit Kindern und Jugendlichen. Heidelberg (Carl-Auer), S. 164–174.

Brächter, W. (2017): Narrative systemische Sandspieltherapie mit Kindern und Familien. In: A. Wienands (Hrsg.): System und Körper. Kreative Methoden in der systemischen Praxis. Göttingen (Vandenhoeck & Ruprecht), S. 109–126.

Brächter, W. (2018a): Narratives Sandspiel mit Kindern in Diagnostik und Auftragsklärung. In: W. Brächter u. B. Reiners (Hrsg.): Neue Wege im Sand. Systemisches Sandspiel und Kinderorientierte Familientherapie. Heidelberg (Carl-Auer), S. 48–55.

Brächter, W. (2018b): Kindeswohlgefährdung. Möglichkeiten des narrativen Sandspiels. In: W. Brächter u. B. Reiners (Hrsg.): Neue Wege im Sand. Systemisches Sandspiel und Kinderorientierte Familientherapie. Heidelberg (Carl-Auer), S. 161–168.

Brächter, W. (2018c): Traumabearbeitung im narrativen Sandspiel. In: W. Brächter u. B. Reiners (Hrsg.): Neue Wege im Sand. Systemisches Sandspiel und Kinderorientierte Familientherapie. Heidelberg (Carl-Auer), S. 120–128.

Brächter, W. (2018d): Narrative systemische Sandspieltherapie. In: W. Brächter u. B. Reiners (Hrsg.): Neue Wege im Sand. Systemisches Sandspiel und Kinderorientierte Familientherapie. Heidelberg (Carl-Auer), S. 18–24.

Brächter, W. (2018e): Umgang mit nicht endenden Kämpfen und fixierten destruktiven Ich-Zuständen im narrativen Sandspiel. In: W. Brächter u. B. Reiners (Hrsg.): Neue Wege im Sand. Systemisches Sandspiel und Kinderorientierte Familientherapie. Heidelberg (Carl-Auer), S. 135–143.

Brächter, W. (2020): »Und dann kamen die Wölfe und haben ihr Futter mit dem Panther geteilt!« In: W. Rotthaus (Hrsg): Fallbuch der Systemischen Therapie mit Kindern und Jugendlichen. Heidelberg (Carl-Auer), S. 25–29.

Brächter, W. u. B. Fleming (2009): Die Mutmachgruppe – ein systemisches Therapiekonzept für Kinder mit Ängsten. In: M. Vogt u. F. Caby (Hrsg.): Ressourcenorientierte Gruppentherapie mit Kindern und Jugendlichen. Dortmund (Borgmann), S. 111–120.

Brächter, W. u. B. Reiners (2018): Neue Wege im Sand. Systemisches Sandspiel und Kinderorientierte Familientherapie. Heidelberg (Carl-Auer).

Brem-Gräser, L. (2001): Familie in Tieren. Die Familiensituation im Spiegel der Kinderzeichnung. München (Ernst-Reinhardt), 8. Aufl.

Caby, F. (2002): Die Gruppe als System. Systemische Gruppentherapie mit Kindern und Jugendlichen in der Kinder- und Jugendpsychiatrie. In: M. Vogt-Hillmann u. W. Burr (Hrsg.): Lösungen im Jugendstil. Dortmund (Borgmann), S. 361–371.

Dauner, B. (2001): Sandspiel in der Gruppe. *Zeitschrift für Sandspiel-Therapie* 11: 59–83.

Fritzsche, K. (2013): Praxis der Ego-State-Therapie. Heidelberg (Carl-Auer), 4. Aufl. 2021.

Gil, E. (1991): Die heilende Kraft des Spiels. Spieltherapie mit missbrauchten Kindern. Mainz (Matthias-Grünewald).

Gontard, A. von (2007): Theorie und Praxis der Sandspieltherapie. Ein Handbuch aus kinderpsychiatrischer und analytischer Sicht. Stuttgart (Kohlhammer).

Grossmann, K. P. (2003): Der Fluss des Erzählens. Narrative Formen der Therapie. Heidelberg (Carl-Auer), 2. Aufl.

Grossmann, K. P. (2018): Wenn Kinder größer werden. Familientherapie mit älteren Kindern und Jugendlichen. Heidelberg (Carl-Auer).

Haen, J. de (2018): Sandspiel im Kontext von Autismus-Spektrum-Störungen. In: W. Brächter u. B. Reiners (Hrsg.): Neue Wege im Sand. Systemisches Sandspiel und kinderorientierte Familientherapie. Heidelberg (Carl-Auer), S. 169–178.

Hanswille, R. u. A. Kissenbeck (2008): Systemische Traumatherapie. Konzepte und Methoden für die Praxis. Heidelberg (Carl-Auer), 3. Aufl. 2014.

Heinzel-Junger, M. (2018): Ein Paar in Trauer – Ein Kind zeigt das Thema. In: W. Brächter u. B. Reiners (Hrsg.): Neue Wege im Sand. Systemisches Sandspiel und kinderorientierte Familientherapie. Heidelberg (Carl-Auer), S. 78–89.

Kachler, R. (2017): Hypnosystemische Trauerbegleitung: Ein Leitfaden für die Praxis. Heidelberg (Carl-Auer), 5. Aufl. 2019.

Kalff, D. (1966): Sandspiel. Seine therapeutische Wirkung auf die Psyche. Zürich (Rascher).

Kalff, D. (1979): Sandspiel. Genf (Rentsch).

Keyserlingk, L. von (2003): Sandspieltherapie mit Paaren. »Über den Zaun geschaut«. *Zeitschrift für Sandspiel-Therapie* 14: 58–71.

Keyserlingk, L. von (2005): Seminarunterlagen zur Weiterbildung »Die Bildersprache des therapeutischen Sandspiels« – Heilmethode auf den Grundlagen von Dora Kalff, der Tiefenpsychologie C. G. Jungs und der humanistischen Psychologie. Stuttgart 2005.

Keyserlingk, L. von (2011): Sandspieltherapie in unserer Zeit. Herkunft und Weiterentwicklung. (Vortrag vor lettischen Studenten, Konvent in Riga, April 2011.) *Zeitschrift für Sandspiel-Therapie* 30: 87–104.

Korten-Giesen, T. (2018): Bindungsorientiertes therapeutisches Gruppenspiel im Sand. In: W. Brächter u. B. Reiners (Hrsg.): Neue Wege im Sand. Systemisches Sandspiel und kinderorientierte Familientherapie. Heidelberg (Carl-Auer), S. 191–203.

Krüger, A. u. L. Reddemann (2010): Psychodynamisch Imaginative Traumatherapie für Kinder und Jugendliche. PITT-KID – Das Manual. Stuttgart (Klett-Cotta).

Levold, T. (2014): Systemische Therapie und Diagnostik. In: T. Levold u. M. Wirsching (Hrsg.): Systemische Therapie und Beratung – das große Lehrbuch. Heidelberg (Carl-Auer), 3. Aufl. 2020, S. 130–150.

Levine, P. (1998): Trauma-Heilung. Das Erwachen des Tigers. Unsere Fähigkeit, traumatische Erfahrungen zu transformieren. Essen (Synthesis).

Lowenfeld, M. (1935): Play in childhood. London (Victor Gollancz).

Lowenfeld, M. (1939): The world pictures of children: A method of recording and studying them. *British Journal of Medical Psychology* 18: 65–101.

Lowenfeld, M. (1969): Die »Welt«-Technik in der Kinderpsychotherapie. In: G. Bierman (Hrsg.): Handbuch der Kinderpsychotherapie, Bd. I. München/Basel (Ernst Reinhardt), S. 442–451.

Lowenfeld, M. (1979): The world technique. London (George Allen & Unwin).

Ludewig, K. u. U. Wilken (Hrsg.) (2000): Das Familienbrett. Göttingen (Hogrefe).

Meiss, O. (2011): Therapie verinnerlichter Bezugspersonen. (Workshop bei der Teile Therapie Tagung, 23.–27.11.2011, Heidelberg.) Müllheim/Baden (Auditorium).

Mills, J. C. u. R. Crowley (1998): Therapeutische Metaphern für Kinder und das Kind in uns. Heidelberg (Carl-Auer), 4. Aufl. 2011.

Mitchell, R. u. H. Friedman (1997): Konzepte und Anwendungen des Sandspiels. München/Basel (Ernst Reinhardt).

Pattis Zoja, E. (2012): Expressive Sandarbeit. Eine Methode psychologischer Intervention in Katastrophengebieten und extremen sozialen Notlagen. Gießen (Psychosozial-Verlag).

Peichl, J. (2007): Innere Kinder, Täter, Helfer & Co. Ego-State-Therapie des traumatisierten Selbst. Stuttgart (Klett-Cotta).

Prior, M. (2009): MiniMax-Interventionen: 15 minimale Interventionen mit maximaler Wirkung. Heidelberg (Carl-Auer), 16. Aufl. 2019.

Reiners, B. (2013): Kinderorientierte Familientherapie. Göttingen (Vandenhoeck & Ruprecht).

Retzlaff, R. (2013): Einführung in die systemische Therapie mit Kindern und Jugendlichen. Heidelberg (Carl-Auer).

Rosenberg, J. L. a. B. Kitaen-Morse (1996): The intimate couple. Atlanta (Turner).

Rotthaus, W. (2002): Wozu erziehen? Entwurf einer Systemischen Erziehung. Heidelberg (Carl-Auer), 8. Aufl. 2017.

Rotthaus, W. (2003): Welchen Platz haben Kinder in der Systemischen Familientherapie? Eine kritische Bestandsaufnahme. *Kontext* 34 (3): 225–236.

Schmidt, G. (2003): Wer bin ich und, wenn ja, wie viele? Hypnosystemische Utilisationskonzepte für die Arbeit mit der inneren Familie. Müllheim/Baden (Auditorium).

Schmidt, G. (2004): Liebesaffären zwischen Problem und Lösung. Hypnosystemisches Arbeiten in schwierigen Kontexten. Heidelberg (Carl-Auer), 9. Aufl. 2021.

Schmitt, A. u. M. F. Weckenmann (2009): Settingdesign in der (systemischen) Therapie mit Kindern. Teil I: Indikationen. *Familiendynamik* 34 (1): 74–91; Teil II: Interventionen. *Familiendynamik* 34 (2): 182–192.

Simon, F. B. u. C. Rech-Simon (2020): Zirkuläres Fragen: Systemische Therapie in Fallbeispielen: Ein Lernbuch. Heidelberg (Carl-Auer), 14. Aufl. 2021.

Tomm, K. (1994): Die Fragen des Beobachters. Schritte zu einer Kybernetik zweiter Ordnung in der systemischen Therapie. Heidelberg (Carl-Auer), 6. Aufl. 2018.

Utecht, C. (2018): Transgenerationale Weitergabe kriegsbedingter Traumata – Der Sandspielprozess eines Jungen mit afrikanischen Wurzeln. In: W. Brächter u. B. Reiners (Hrsg.): Neue Wege im Sand. Systemisches Sandspiel und Kinderorientierte Familientherapie. Heidelberg (Carl-Auer), S. 215–224.

Vogt-Hillmann, M. (1999): Vom Ressourcosaurus und anderen fabelhaften Wesen – Malen und Zeichnen in der kreativen Kindertherapie. In: M. Vogt-Hillmann u. W. Burr (Hrsg.): Kinderleichte Lösungen. Lösungsorientierte kreative Kindertherapie. Dortmund (Borgmann), S. 11–30.

Wagner, E. u. S. Binnenstein (Hrsg.) (2018): Wie systemische Kinder- und Jugendlichenpsychotherapie wirkt. Prozessgestaltung in 10 Fallbeispielen. Berlin (Springer).

Weinberg, D. (2005): Traumatherapie mit Kindern. Strukturierte Trauma-Intervention und traumabezogene Spieltherapie. Stuttgart (Pfeiffer bei Klett-Cotta).

Weise, L. (2018): Sandspieltherapie mit einer Kleingruppe … Mehr als ein Experiment! In: W. Brächter u. B. Reiners (Hrsg.): Neue Wege im Sand. Systemisches Sandspiel und kinderorientierte Familientherapie. Heidelberg (Carl-Auer), S. 95–106.

White, M. (1989): Der Vorgang der Befragung: Eine literarisch wertvolle Therapie? *Familiendynamik* 14 (2): 114–127.

White, M. (2005): Das Wiedereingliedern der verlorenen Beziehung bei erfolgreicher Trauerarbeit. *Systhema* 19 (1): 5–15. [Orig. 1989: Saying »hullo« again: The incorporation of the lost relationship in the resolution of grief. Adelaide, South Australia (Dulwich), pp. 29–30.]

White, M. (2010): Landkarten narrativer Therapie. Heidelberg (Carl-Auer), 2. Aufl. 2021.

White, M. u. D. Epston (1993): Die Zähmung der Monster. Literarische Mittel zu therapeutischen Zwecken. Heidelberg (Carl-Auer), 8. Aufl. 2020 (mit neuem Untertitel: Der narrative Ansatz in der Famlilientherapie).

Wilms, B. (2014): Gruppentherapie. In: T. Levold u. M. Wirsching (Hrsg.): Systemische Therapie und Beratung – das große Lehrbuch. Heidelberg (Carl-Auer), 3. Aufl. 2020, S. 210–217.

Winn, L. (1994): Post traumatic stress disorder and dramatherapy. Treatment and risk reduction. London (Jessica Kingsley).

Zanotta, S. (2018): Sandspiel in der Ego-State-Therapie: Arbeit mit destruktiv wirkenden inneren Anteilen. In: W. Brächter u. B. Reiners (Hrsg.): Neue Wege im Sand. Systemisches Sandspiel und kinderorientierte Familientherapie. Heidelberg (Carl-Auer), S. 144–153.

Zanotta, S. (2019): Wieder ganz werden: Traumaheilung mit Ego-State-Therapie und Körperwissen. Heidelberg (Carl-Auer), 2. Aufl.

Über die Autorin

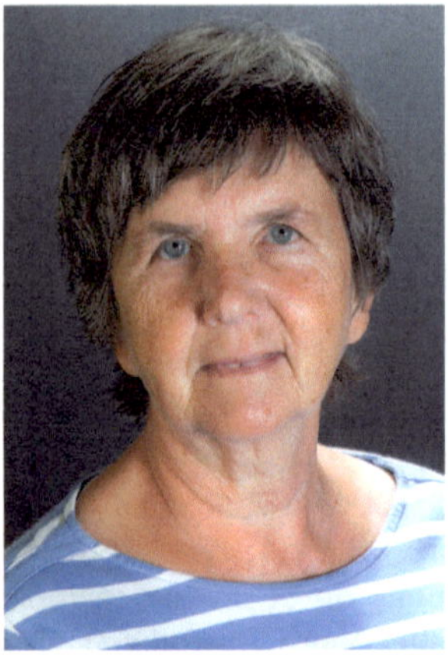

© Herbert Sauerwein

Wiltrud Brächter, Dipl.-Päd.; Kinder- und Jugendlichenpsychotherapeutin, Systemische Therapeutin (SG), akkr. Supervisorin für Systemische Therapie mit Kindern und Jugendlichen. Weiterbildungen u. a. in gestalttherapeutischer Arbeit mit Kindern, psychoanalytisch-systemischer Therapie (APF), Kinderhypnotherapie (MEG).

Supervisions- und Weiterbildungstätigkeit in eigener Praxis in Köln sowie als Gastdozentin bei systemischen und hypnotherapeutischen Instituten im deutschsprachigen Raum. Publikationen u. a.: *Geschichten im Sand. Grundlagen und Praxis einer narrativen systemischen Spieltherapie* (2. Aufl. 2016); *Der singende Pantomime. Ego-State-Therapie und Teilearbeit mit Kindern und Jugendlichen* (2. Aufl. 2017), *Neue Wege im Sand. Systemisches Sandspiel und Kinderorientierte Familientherapie* (2018, zus. mit Bernd Reiners).

Kontakt: www.geschichten-im-sand.de

Wiltrud Brächter

Geschichten im Sand

Grundlagen und Praxis einer narrativen systemischen Spieltherapie

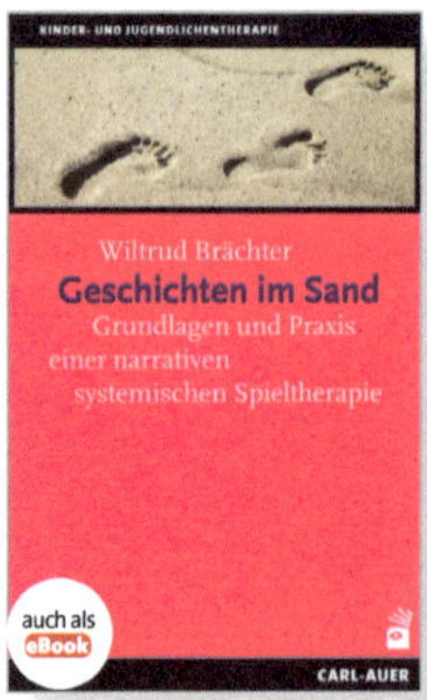

245 Seiten, 37 Abb., Kt,
2. Aufl. 2016
ISBN 978-3-89670-744-4

„Brächter beschreibt in ihrem Buch eine Weiterentwicklung klassischer (Sand-)Spieltherapie in narrativer Richtung. Die Sandbilder werden von der Therapeutin gemeinsam mit dem Kind weiterentwickelt. So entsteht aus den Bildern eine Geschichte, die zum Beispiel eine Lösungsidee erzählt. So banal diese Idee klingt, so genial ist sie umgesetzt und dank zahlreicher spannender Fallbeispiele und einer sehr praxisnahen Sprache ausgesprochen gewinnbringend zu lesen. [...] Einfach klasse!"

Kontext
Zeitschrift für Systemische Therapie und Familientherapie

„Als Dozent und Supervisor hatte ich lange Jahre das Vergnügen, Wiltrud Bächter bei der Entwicklung ihres kongenialen Konzeptes einer systemischen Spieltherapie begleiten zu dürfen. Ihre Arbeit zeichnet sich nicht nur durch eine gründliche theoretische Fundierung, sondern auch durch eine außerordentliche Fantasie und ihre phänomenale Fähigkeit aus, sich voll und ganz – eben spielerisch – auf die Welt der Kinder einzulassen, deren ‚Geschichten im Sand' sie behutsam zur Entfaltung verhilft. Ein wunderbares Buch!"

systemagazin.de

Carl-Auer Verlag • www.carl-auer.de